Depression und Angst bei Klein- und Vorschulkindern

Ein Ratgeber für Eltern und Erzieher

von

Pia Fuhrmann
und Alexander von Gontard

HOGREFE

GÖTTINGEN · BERN · WIEN · PARIS · OXFORD · PRAG
TORONTO · BOSTON · AMSTERDAM · KOPENHAGEN
STOCKHOLM · FLORENZ · HELSINKI

Dr. Pia Fuhrmann, geb. 1961. Kinder- und Jugendlichenpsychotherapeutin mit dem Schwerpunkt auf der Behandlung junger Kinder. Forschungsarbeiten und Veröffentlichungen zum Thema depressive Störungen bei jungen Kindern. 2004–2011 Aufbau und Leitung einer Spezialambulanz für Säuglinge, Kleinkinder und ihre Eltern an der Klinik für Kinder- und Jugendpsychiatrie, Psychosomatik und Psychotherapie am Universitätsklinikum des Saarlandes. 2005–2008 Leitung einer Modellstation für junge Kinder von null bis fünf Jahren sowie für psychisch kranke Mütter. Seit 2008 niedergelassen in einer eigenen Praxis.

Prof. Dr. med. Alexander von Gontard, geb. 1954. Facharzt für Kinder- und Jugendpsychiatrie, Kinderheilkunde und Psychotherapeutische Medizin. Seit 2003 Direktor der Klinik für Kinder- und Jugendpsychiatrie, Psychosomatik und Psychotherapie am Universitätsklinikum des Saarlandes, dort über 10 Jahre Betreuung der Spezialambulanz für Säuglinge, Kleinkinder und ihre Eltern. Zahlreiche Forschungsprojekte und Veröffentlichungen zum Thema frühgeborene Kinder sowie zu verschiedenen Problembereichen des Vorschulalters (u. a. Mitautor eines Fachbuches, sowie eines Elternratgebers zum exzessiven Schreien, zu Schlaf- und Fütterstörungen; Verfasser des ersten allgemeinen Lehrbuches zu psychischen Störungen bei Säuglingen und Kleinkindern).

Bibliografische Information der Deutschen Nationalbibliothek

Die Deutsche Nationalbibliothek verzeichnet diese Publikation in der Deutschen Nationalbibliografie; detaillierte bibliografische Daten sind im Internet über http://dnb.dnb.de abrufbar.

Göttingen · Bern · Wien · Paris · Oxford · Prag · Toronto · Boston
Amsterdam · Kopenhagen · Stockholm · Florenz · Helsinki
Merkelstraße 3, 37085 Göttingen

http://www.hogrefe.de
Aktuelle Informationen · Weitere Titel zum Thema · Ergänzende Materialien

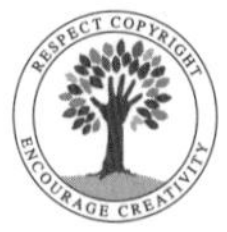

Umschlagabbildung: © Vlad – Fotolia.com
Illustrationen: Klaus Gehrmann, Freiburg; www.klausgehrmann.net
Satz: ARThür Grafik-Design & Kunst, Weimar
Druck: Media-Print Informationstechnologie GmbH, Paderborn
Printed in Germany
Auf säurefreiem Papier gedruckt

Print: ISBN 978-3-8017-2627-0
E-Book-Formate: ISBN 978-3-8409-2627-3 (PDF), ISBN 978-3-8444-2627-4 (EPUB)
http://doi.org/10.1026/02627-000

Depression und Angst bei Klein- und Vorschulkindern

Vorwort

Dieses Buch wendet sich an alle interessierten und besorgten Eltern, Erzieherinnen und Erzieher sowie andere Bezugspersonen von jungen stillen, zurückgezogenen, unglücklichen und ängstlichen Kindern. Es soll Ihnen helfen, solche krisenhaften Zeiten mit Ihrem Kind besser zu bewältigen. Es soll dazu beisteuern, Zeichen von Trauer, Depressionen und Angst zu erkennen und einzuordnen: Handelt es sich bei den Symptomen um normale Reaktionen, bei denen man unterstützend abwarten kann, oder muss man davon ausgehen, dass die Symptome schon Zeichen einer schwereren Problematik sind, bei der zumindest eine Abklärung und Beratung, gegebenenfalls eine Behandlung angezeigt ist?

Dieser Ratgeber schließt in mehrfacher Sicht eine wichtige Lücke. Die meisten Ratgeber zu psychischen Störungen beziehen sich auf Schulkinder und Jugendliche, bei denen sich Probleme und Verhaltensauffälligkeiten aufgrund des Alters ganz anders äußern. Allgemeine Ratgeber, die sich dagegen mit jungen Kindern beschäftigen, dienen oft dazu, Eltern zu helfen, die „normale Entwicklung" vom Neugeborenen-, über das Säuglings- bis hin zum Kleinkindalter zu verstehen. Dies kann für Eltern sehr beruhigend sein, da zum Glück die allermeisten Kinder bis zum Schuleintritt – jeweils in ihrem eigenen Tempo – eine weitgehend unauffällige Entwicklung durchlaufen. Allerdings weist eine Gruppe von Vorschulkindern (etwa 10 % bis 15 %) bereits in diesem jungen Alter so ausgeprägte Probleme auf, die nicht mehr nur als leichte Abweichungen der „normalen Entwicklung" zu erklären sind.

Es ist erstaunlich, dass das Wissen um diese ausgeprägten Probleme junger Kinder selbst bei Fachleuten bisher wenig verbreitet ist. Nur so lässt es sich erklären, warum es zu psychischen Störungen und Verhaltensauffälligkeiten bei Vorschulkindern kaum Ratgeber für Eltern, Erzieher und andere Bezugspersonen gibt. Die wenigen vorhandenen Ratgeber beziehen sich meist auf frühe Störungen, wie beispielsweise das ausgeprägte Schreien von Säuglingen, oder auf Probleme beim Essen und Schlafen. In den letzten Jahren sind außerdem auch zunehmend die Probleme junger Kinder, die durch störendes und aggressives Verhalten im Kindergarten und im häuslichen Bereich ständige Aufmerksamkeit beanspruchen, in den Vordergrund gerückt. Nur um die stillen, zurückhaltenden, ängstlichen und unglücklichen Kinder, die sich insbesondere auch in Gruppensituationen brav und angepasst verhalten, hat sich die Forschung bisher wenig bemüht. Diese Kinder leiden intensiv und sind in ihren sozialen Beziehungen und in ihrem Alltagsleben schwer beeinträchtigt. Sie benötigen daher genauso Hilfe wie Kinder, die durch ihr störendes Verhalten auffallen; und die Sorgen der Eltern müssen ernst genommen werden.

Wir haben dieses Buch geschrieben, um gerade auf dem vernachlässigten Gebiet der Depression und Angst bei jungen Kindern aktuelle Informationen zu geben sowie Hilfs- und Behandlungsmöglichkeiten aufzuzeigen. Wir fanden es an der Zeit, dass dieses Thema nicht nur (in meist englischsprachigen) Fachzeitschriften veröffentlicht und diskutiert wird, sondern dass das bisherige Wissen allen Interessierten, vor allem betroffenen Eltern, zur Verfügung gestellt wird. Wir danken Frau Dipl.-Psych. Susanne Weidinger vom Hogrefe Verlag, dass sie die Notwendigkeit für dieses Buch sofort erkannt und dieses Projekt aktiv unterstützt hat.

Unsere Überzeugung, dass die Zeit für einen solchen Ratgeber gekommen ist, basiert auf der jahrelangen Beschäftigung mit diesem Thema und den Erfahrungen, die wir als Kinder- und Jugendlichenpsychotherapeutin (Pia Fuhrmann) bzw. als Kinderarzt sowie als Kinder- und Jugendpsychiater (Alexander von Gontard) gesammelt haben.

Pia Fuhrmann baute an der Klinik für Kinder- und Jugendpsychiatrie, Psychosomatik und Psychotherapie am Universitätsklinikum des Saarlandes eine Spezialambulanz für Säuglinge, Kleinkinder und ihre Eltern auf und leitete diese für mehrere Jahre. Inzwischen wurden über 700 junge Kinder und ihre Familien im Rahmen dieser Spezialambulanz betreut. Weiterhin hat Pia Fuhrmann über drei Jahre hinweg eine Modellstation für junge Kinder von null bis fünf Jahren sowie für psychisch kranke Mütter geleitet. Pia Fuhrmann hat speziell über depressive Störungen bei jungen Kindern geforscht (Fuhrmann et al., 2014) und arbeitet nun in ihrer eigenen psychotherapeutischen Praxis insbesondere mit Vorschulkindern.

Mit dem Thema der frühen Kindheit hat sich Alexander von Gontard schon immer in Forschungsprojekten beschäftigt, sowohl zu frühgeborenen Kindern als auch zu verschiedenen Problembereichen des Vorschulalters. Er ist Mitautor eines Fachbuches, sowie eines Elternratgebers zum exzessiven Schreien sowie zu Schlaf- und Fütterstörungen (Bolten et al., 2013a und b). Er ist Verfasser des ersten allgemeinen Lehrbuches zu psychischen Störungen bei Säuglingen und Kleinkindern (von Gontard, 2010) und er hat federführend an der Entwicklung neuer Leitlinien mitgewirkt, die Fachleuten bei der Abklärung und Behandlung der wichtigsten Störungen bei jungen Kindern helfen sollen (AWMF Leitlinie). An der Klinik für Kinder- und Jugendpsychiatrie, Psychosomatik und Psychotherapie, Universitätsklinikum des Saarlandes hat er die oben erwähnte Spezialambulanz für Vorschulkinder mit psychischen Störungen über 10 Jahre betreut und begleitet. Eine Eltern-Kind-Station für Kinder im Alter von 0 bis 5 Jahren wird im Jahr 2015 wieder neu eröffnet.

Wir hoffen sehr, dass dieser Ratgeber dazu beitragen kann, dass betroffene Kinder nicht mehr traurig und ängstlich sein müssen und wieder ihre Entwicklungsschritte ohne Einschränkungen gehen können, und dass ihre Familien sich nicht mehr sorgen müssen, sondern sich anderen Aufgaben und Freuden zuwenden können.

Saarbrücken, September 2014

Pia Fuhrmann und
Alexander von Gontard

Inhaltsverzeichnis

Anhang

Einleitung: Das unsichtbare Leiden von Kindern – Warum ist dieses Buch wichtig?

Dieses Buch handelt vom „unsichtbaren Leiden" junger Kinder. Mit „sichtbarem Leiden" kann man wesentlich leichter umgehen. Es wird sofort erkannt, man kann ihm nicht ausweichen. „Sichtbares Leiden" erfordert sofortige Handlungsschritte, die nicht aufgeschoben werden können. Im besten Fall wird Hilfe in Anspruch genommen, das Problem wird untersucht und Lösungen werden eingeleitet. Es gibt zahlreiche Beispiele für „sichtbares Leiden", die Fachleute in ihrer täglichen Arbeit sehen. Auch Sie, als Eltern, kennen möglicherweise diese Probleme bei eigenen Kindern oder bei Kindern von Freunden und Bekannten. Erzieherinnen und Erzieher werden beispielsweise in Kindergartengruppen ebenfalls häufig mit sichtbaren, auffälligen Verhaltensweisen konfrontiert.

Im Folgenden werden einige Beispiele für „sichtbares Leiden" und „unsichtbares Leiden" beschrieben, um die jeweils typischen Besonderheiten zu verdeutlichen. Diese Einzelschicksale wurden uns über viele Jahre hinweg von Eltern berichtet. Die Beispiele, die im Laufe des Ratgebers dargestellt werden, zeigen auch, wie unterschiedlich und individuell Kinder reagieren und ihre Depression und Angst erleben können.

Beispiel: Simon

Simon, ein fünf Monate alter Säugling, war schon seit der Geburt schwer zu beruhigen. Nachmittags und abends schreit er mehrere Stunden lang und lässt sich nur beruhigen, wenn er auf dem Arm umhergetragen oder mit dem Kinderwagen gefahren wird. Sobald er hingelegt wird, fängt er wieder an zu schreien. Nachts wird er mehrfach wach. Seine Eltern hatten gehofft, dass seine „Drei-Monats-Koliken" auch wirklich nach drei Monaten aufhören würden – aber zu ihrer Verzweiflung werden sie nur noch schlimmer. Sie sind übermüdet, gereizt und ratlos.

Beispiel: Lisa

Lisa, ein zweieinhalbjähriges Mädchen, benötigt umfangreiche Einschlafrituale am Abend, die sich über Stunden hinziehen. Sie will, dass ihre Mutter ihre Hand hält, ihr die Wange streichelt und nicht das Zimmer verlässt. Sie braucht ein Fläschchen und in der einen Hand hält sie ihren Schnuller. Falls die Mutter es trotzdem wagen sollte, das Zimmer zu verlassen, klettert sie aus dem Gitterbettchen, rennt zu ihren Eltern und verlangt Beachtung. Wenn sie zurückgebracht wird, weint sie oder rennt wieder hinaus. Nachts wacht sie jede Nacht auf und beruhigt sich nur, wenn sie im Bett der Eltern liegt.

Beispiel: Felix
Felix, ein dreijähriger Junge, isst nur breiartige Nahrungsmittel mit gelber oder weißer Farbe. Sobald er einen festen Krümel spürt, spuckt er die Nahrung aus, mehrfach kam es zum Erbrechen. Aus Verzweiflung und aus Sorge, dass er verhungern könnte, bieten die Eltern nur noch seine bevorzugte Nahrung an und lassen ihn mit dem Essen spielen.

Beispiel: Leon
Leon, vier Jahre alt, mischt seine Kindergartengruppe auf. Er hält sich an keine Regeln, schlägt andere Kinder und ist frech zu seinen Erzieherinnen. Er ist dauernd in Bewegung, kann nicht bei einem Spiel bleiben und stört die gesamte Gruppe. Auch im häuslichen Bereich bleibt er nicht beim Essen sitzen und reagiert auf jedes Nein mit Wutausbrüchen.

Solche und viele vergleichbare Probleme sind „sichtbar". Die Kinder, aber vor allem ihre Umgebung, leiden. Trotz aller Einschränkungen und Beeinträchtigungen sind diese Probleme leichter erkennbar und drängen nach einer Lösung.

Bestimmt haben Sie erkannt, um welche Probleme es sich bei den oben beschriebenen Beispielen handelt. Der Fachausdruck für Simons Verhalten heißt „persistierendes exzessives Schreien". Der Begriff exzessiv deutet an, dass das Schreien von der Häufigkeit, von der Dauer und vor allem der Stärke, d. h. der Lautstärke, weit über das normale Schreien eines Säuglings hinausgeht. Persistierend deutet an, dass dieses starke Schreien zu lange angehalten hat. Neuere Forschungsergebnisse weisen darauf hin, dass ein exzessiv starkes Schreien bis zum Alter von drei Monaten zwar für die Eltern sehr belastend sein kann, jedoch noch vollkommen im normalen Entwicklungsbereich liegt. Auch langfristige Folgen sind nicht zu erwarten. Persistiert jedoch das starke Schreien über das Alter von drei Monaten hinaus, ist dieses selbst für ausgeglichene Familien kaum erträglich und es kann zu sehr angespannten Interaktionen und Problemen in der Beziehung kommen. Auch können die Kinder vermehrt Entwicklungsverzögerungen aufweisen.

Bei Lisa handelt es sich um eine „kombinierte Ein- und Durchschlafstörung". Schlafprobleme sind im ersten Lebensjahr so häufig, dass sie noch nicht als Störung aufgefasst werden sollten. Erst ab dem Alter von 12 Monaten und nur dann, wenn die Schlafprobleme häufig auftreten, ausgeprägt sind und sich über eine lange Zeit hinziehen, spricht man von einer Störung.

Auch „Ess- und Fütterstörungen" sind während der gesamten Vorschulzeit häufig. Von Essstörungen spricht man, wenn Kinder selbstständig Nahrung zu sich nehmen können, von einer Fütterstörung, wenn sie auf das Füttern durch eine Bezugsperson angewiesen sind. Inzwischen können mindestens sechs verschiedene Fütter- und Essstörungen unterschieden werden. Bei Felix liegt eine sensorische Nahrungsverweigerung vor, d. h. er isst bestimmte Nahrungsmittel ohne Probleme, andere weist er rigoros ab. Die bevorzugten Nahrungsmittel haben oft einen speziellen Geschmack, eine bestimmte Farbe und Struktur oder einen speziellen Geruch. Angespannte Eltern-Kind-Beziehungen, nicht nur während der Essenssituationen, sind in diesen Fällen typisch und tragen dazu bei, dass die Nahrungsverweigerung beibehalten wird.

Bei Leon zeigen sich schließlich zwei Problembereiche, die sich gegenseitig negativ verstärken können. Zum einen hält er sich nicht an Regeln, ist oft wütend, aggressiv und verweigernd. Fachleute sprechen hier von einer „Störung des Sozialverhaltens mit oppositionellem Verhalten". Die Hälfte dieser Kinder hat noch zusätzliche Probleme mit der Aufmerksamkeit, d. h. sie können nicht lange bei einer Sache bleiben und lassen sich leicht ablenken. Sie sind zudem motorisch unruhig und dauernd in Bewegung. Schließlich äußeren sie sich oder handeln sie oft unüberlegt, was man als impulsives Verhalten bezeichnet. Zusammen sind dies typische Merkmale einer „Aufmerksamkeitsdefizit-/Hyperaktivitätsstörung" (ADHS). Kinder, die sowohl eine ADHS haben als auch Auffälligkeiten im Sozialverhalten zeigen, erhalten oft negative Rückmeldungen aus ihrer Umgebung. Ohne Behandlung besteht das Risiko, dass diese Störungen lange bestehen bleiben.

Bei den aufgeführten Beispielen handelt es sich um die häufigsten Probleme, die auch Fachleuten vorgestellt werden.

Wie ist es nun aber beim „unsichtbaren Leiden"? Diese Kinder fallen weniger auf, sind aber genauso schwer beeinträchtigt. Eigentlich bräuchten die Kinder ebenso sofortige Hilfe, diese wird aber häufig hinausgezögert. Selbst Fachleute und professionelle Erzieherinnen und Erzieher übersehen die Probleme teilweise. Am ehesten erkennen die Eltern selbst, wenn ihre Kinder unter solchen Problemen leiden, weil sie einerseits ihr Kind am besten kennen und andererseits häufig auch mitleiden. Im Folgenden finden Sie einige Beispiele für „unsichtbares" Leiden:

Beispiel: Daniel

Daniel, ein vierjähriger Junge, sitzt oft gedankenverloren im Kindergarten, so als ob er nicht zu der Gruppe gehören würde. Weder Toben mit anderen Kindern, noch Spiele in der Bauecke machen ihm Spaß. Man hat den Eindruck, dass er an nichts Freude hat, und nicht einmal neugierig bei neuen Dingen ist. Manchmal ist er richtig traurig und weint, manchmal wirkt er unecht und versucht es zu überspielen. Selbst Süßigkeiten schmecken ihm nicht mehr, er isst weniger und hat abgenommen.

Beispiel: Anna

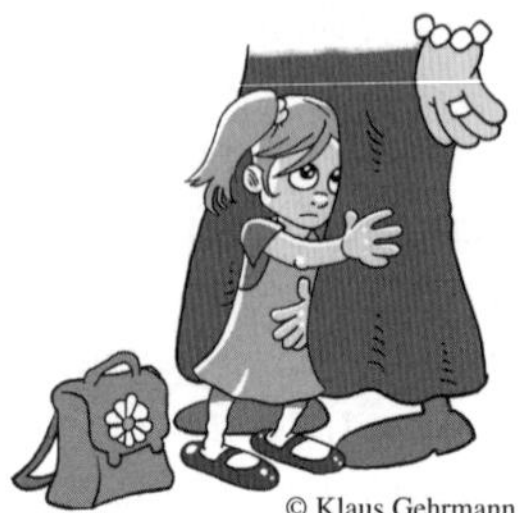
© Klaus Gehrmann

Anna, ein fünfjähriges Mädchen, klammert sich an ihre Mutter und möchte nicht in den Kindergarten gehen. Sie weint schon beim Anziehen zu Hause, tobt beim Einsteigen ins Auto und versucht, ihrer Mutter hinterher zu rennen, wenn sie bei ihrer Erzieherin abgegeben wurde. Obwohl sie sich beruhigt, macht sie sich immer wieder Sorgen, ob ihre Mutter tatsächlich wiederkommt oder sie vielleicht vergisst. Manchmal denkt sie, dass ihre Mutter vielleicht einen Unfall haben könnte oder ganz schlimm krank wird. Obwohl sie mit den anderen Kindern spielt, sind ihre Gedanken und Sorgen irgendwo ganz anders, nämlich bei ihrer Mutter.

Beispiel: Lena
Auch Lena, ein fünfjähriges Mädchen, grübelt ununterbrochen. Sie ist ein sehr ernstes und tiefgründiges Kind. Sie weint viel, z. B. wenn sie an ihren verstorbenen Uropa denkt und sich darum sorgt, ob er genug im Grab zu essen hat. Wichtige Fragen beschäftigen sie lange, z. B. woher die Kinder kommen, d. h. wie Leben allgemein entsteht. Sie ist sehr besorgt, dass sich ihre Eltern trennen könnten. Sie glaubt nicht, dass ihre Freundinnen sie wirklich gerne haben.

Beispiel: Max
Max, vier Jahre alt, hatte schon immer Angst vor neuen Dingen. Am liebsten wäre es ihm, wenn jeder Tag gleich ablaufen würde. Er kann gut alleine spielen, will aber nicht mit anderen Kindern sein. Bei Kreisspielen traut er sich nicht, sich zu melden. Fremde Kinder beim Geburtstag redet er nicht an. Ihm ist alles peinlich, vor allem wenn sich die Blicke auf ihn richten. Dann möchte er am liebsten weg und nach Hause zu seiner Mama.

Beispiel: Franziska
Franziska, vier Jahre alt, kann mit ihrer Angst am besten umgehen, wenn sie bestimmten Situationen ausweicht. In der Nachbarschaft lebt ein großer Hund, der sie einmal heftig angebellt hat. Seitdem hat sie starke Angst. Solange sie keinen Hund trifft und vor allem nicht auf der Straße entlangläuft, wo der Hund wohnt, ist alles gut. Selbst wenn die Mutter auf dieser Straße mit dem Auto entlangfährt, wird sie panisch vor Angst. Unter keinen Umständen möchte sie, dass ihr Bruder einen Hund bekommt.

Um diese und vergleichbare Probleme geht es in diesem Buch. Obwohl die oben genannten Situationen und Erlebnisse sich ähneln, sind sie grundverschieden, was sich auch bei den Fachbezeichnungen für diese Verhaltensauffälligkeiten zeigt. Bei Daniel handelt es sich um eine typische „Depression“. Oft wird Depression mit Traurigkeit verwechselt. Obwohl Unglücklichsein dazugehört, geht die Depression weit drüber hinaus. Weit wichtiger sind die fehlende Lust am Spielen, die Interessenlosigkeit, der fehlende Antrieb und negative Gedanken. Selbst junge Kinder können depressiv sein und zeigen im Prinzip ähnliche Auffälligkeiten wie ältere Kinder, Jugendliche und Erwachsene – nur eben in einer Form, die für ihr Entwicklungsalter typisch ist.

Sehr viel häufiger als die depressiven Störungen sind die „Angststörungen“. Bei Anna liegt eine typische „Trennungsangst“ vor. Die Angst zeigt sich nicht nur in der tatsächlichen Trennungssituation, sondern schon vorher, wenn diese bevorsteht. Klammern, Weinen und panikartige Angst können vor und während der Trennungssituation auftreten. Nach der Trennung machen sich Sorgen um abwesende Bezugsperson breit und beeinträchtigen die Kinder im Kindergarten beim Spielen und bei sonstigen Aktivitäten. Manche Eltern versuchen, ihren Kindern solche Trennungen zu ersparen, indem sie sie zu Hause behalten. Leider werden die Kinder durch die Vermeidung von Trennungserlebnissen noch weiter eingeschränkt, indem sie bestimmten Aktivitäten mit anderen Kindern nicht nachgehen und so auch nicht üben können, alleine zu bleiben.

Bei Lena liegt eine „generalisierte Angststörung“ vor. Generalisiert bedeutet, dass sich die Angst nicht auf eine bestimmte Person, Situation oder einen Gegenstand bezieht, sondern sich auf viele verschiedene Inhalte ausbreitet. Das typische Merkmal sind ausgeprägtes Grübeln und Sorgen. Es macht einen Unterschied, ob ein Kind sich über die „großen Fragen“ des Lebens Gedanken macht, nachfragt und anschließend spielt, oder ob ein Kind mit einer generalisierten Angststörung vom Grübeln nicht wegkommt und die Gedanken häufig pessimistisch und negativ getönt sind. Auch müssen solche Kinder sich bei ihren Eltern immer wieder rückversichern und fragen wiederholt nach, um sich zu beruhigen.

Max zeigt seine Ängste vor allem bei fremden Personen, ist aber entspannt, wenn er alleine oder in einer vertrauten Umgebung ist. Manche Kinder zeigen eine generelle Angst vor Neuem. Kinder, die unter einer „sozialen Ängstlichkeit“ leiden, die auch als „soziale Phobie“ bezeichnet wird, haben Schwierigkeiten im Umgang mit anderen Kindern und Erwachsenen.

Franziskas Angststörung ist vermutlich am leichtesten zu erkennen. Es handelt sich um eine spezifische, umschriebene „Phobie“. In ihrem Fall ist ihre Phobie auf Hunde beschränkt, während z. B. andere Tiere nicht eingeschlossen sind. Solange sie Gedanken und vor allem den Kontakt zu Hunden vermeidet, geht es ihr gut. Da sie Begegnungen mit Hunden meistens ausweichen kann, ist sie in ihrem Alltag nicht wesentlich belastet. Außer in speziellen Situationen, d. h. wenn ein Hund auftauchen könnte, ist Franziska ein glückliches und ausgeglichenes Kind.

Damit sind die wesentlichen Problembereiche umschrieben, um die es in diesem Buch geht, nämlich alle möglichen Ausprägungen von Depressionen und Ängsten, die sich bei jungen Kindern zeigen können. Der Ratgeber möchte informieren und den neuesten, aktuellen Wissensstand vermitteln. Er soll vor allem Hinweise liefern, damit „stille Leiden" erkannt werden können. Ebenfalls sollen praktische Hilfen vermittelt werden, die Sie als Eltern oder sonstige Bezugspersonen selbst im Alltag umsetzen können, um Ihre Kinder zu unterstützen. Schließlich wird darauf eingegangen, wann eine Therapie sinnvoll und notwendig ist und wie diese durchgeführt werden kann. Unser Ziel ist es, lösungsorientierte Anregungen zu geben, Eltern und ihre Kinder zu motivieren sowie Schuldgefühle und Leiden zu mindern. Um dieses zu erreichen, wurde das Buch folgendermaßen eingeteilt:

- Im *ersten Kapitel* geht es zunächst um das Vorschulalter allgemein, d. h. es werden die Besonderheiten und die verschiedenen Entwicklungsphasen dieses Lebensabschnittes beschrieben. Die Vielzahl psychischer Störungen, die in diesem Lebensabschnitt auftreten können, wird kurz erläutert. Die Unterscheidung zwischen normaler Trauer und Ängsten, die sinnvoll sein können, und den schwerer ausgeprägten Störungen, die immer mit Leiden verbunden sind, ist von großer Bedeutung. Auch die Häufigkeit und Folgen von Depressionen und Angststörungen sind Thema dieses ersten einführenden Kapitels.
- Das *zweite Kapitel* widmet sich dem Thema Depression. Auch in diesem Zusammenhang ist es wichtig, zwischen normaler Trauer, verlängerter Trauerreaktion und einer depressiven Störung an sich zu unterscheiden. Neben aktuellen Erkenntnissen, die sich aus Studien zur Erforschung der Störung ergeben haben, wird vor allem vermittelt, wie Eltern sowie Erzieherinnen und Erzieher betroffene Kinder unterstützen können. Zudem werden Behandlungsmöglichkeiten aufgezeigt.
- Thema des *dritten Kapitels* sind die Angststörungen. Bei Ängsten ist es notwendig, zwischen einer normalen Angst, einer erhöhten Ängstlichkeit und einer Angststörung an sich zu unterscheiden. Wir

gehen auf die vier Hauptformen von Angststörungen näher ein – auf spezifische Phobien, soziale Ängste, Trennungs- und generalisierte Ängste. Auch in diesem Kapitel erhalten Eltern sowie Erzieherinnen und Erzieher zahlreiche Anregungen dazu, wie sie betroffene Kinder bei der Bewältigung ihrer Ängste helfen können. Abschließend werden therapeutische Hilfen dargestellt.

- Im *vierten Kapitel* geht es um das gemeinsame Auftreten von beiden Störungsgruppen. Dass Kinder sowohl unter einer Depression als auch unter einer Angststörung leiden, kommt gar nicht so selten vor, und ist für die Kinder besonders belastend. Neben dem Stand der Forschung werden wiederum praktische Hilfsmöglichkeiten für Eltern und Erzieherinnen besprochen, sowie therapeutische Interventionen aufgezeigt.
- Im *Anhang* des Ratgebers finden Sie einige Empfehlungen für hilfreiche Kinderbücher, die beispielweise dafür eingesetzt werden können, um mit Kindern über die Themen, Trauer, Gefühle und Ängste zu sprechen. Außerdem enthält der Anhang eine Kurzentspannung, eine Fantasiereise und eine Anleitung zur Progressiven Muskelrelaxation (PMR).

1 Wenn Kinder im Vorschulalter belastet sind

1.1 Das Vorschulalter – Besonderheiten und Entwicklungsphasen

Unter dem Vorschulalter versteht man allgemein die Lebensspanne von Geburt bis zum Eintritt in die Schule. Wohl zu keinem anderen Zeitpunkt im Leben wird ein Mensch sich so grundsätzlich ändern – von einem neugeborenen Kind, das zum Überleben auf die Unterstützung der Umgebung angewiesen ist, bis hin zu einem Schulkind mit eigener Persönlichkeit, das sich auch ohne dauernde Anwesenheit der Eltern wohlfühlt und aktiv sein Leben gestaltet. Diese vielfältigen Veränderungen, die Motorik, Sprache, Denken und Fühlen umfassen, sind Thema der Entwicklungspsychologie. Die Entwicklungspsychologie ist ein Teilgebiet der Psychologie und beschäftigt sich traditionell mit der „normalen" menschlichen Entwicklung.

Üblicherweise wird die Entwicklung in Entwicklungsphasen aufgeteilt. Dies ist sinnvoll, da Kinder sich tatsächlich je nach Alter unterschiedlich verhalten und sich Eltern mit den verschiedenen Bedürfnissen im Entwicklungsverlauf auseinandersetzen müssen. Bei der Einteilung in Entwicklungsphasen handelt es sich jedoch nicht um starre Zeitabschnitte, im Gegenteil, die Phasen gehen ineinander über. Grundlegende Kenntnisse über die „normale" Entwicklung bzw. über die Besonderheiten der verschiedenen Entwicklungsphasen von Kindern im Vorschulalter sind nützlich, da Eltern und Erzieher so besser einschätzen können, welche Belastungen und Probleme „normal" sind.

Entwicklungsphasen:

- Neugeborenenalter (Geburt bis 4 Wochen nach der Geburt)
- Säuglingsalter (1 bis 12 Monate)
- Kleinkindalter (1 bis 5 Jahre)
- Schulalter (6 bis 13 Jahre)
- Jugendalter (14 bis 18 Jahre)

Die Einteilung in Entwicklungsphasen wird nicht nur durch die Wissenschaft begründet, sondern unterliegt auch gesellschaftlichen Traditionen. Im deutschsprachigen Bereich wird zwischen dem Neugeborenenalter (Geburt bis 4 Wochen nach der Geburt), dem Säuglingsalter (von 1 bis 12 Monaten) und dem Kleinkindalter (von 1 bis 5 Jahren) unterschieden. Teilweise ist diese Einteilung sinnvoll. Im Neugeborenenalter liegen die Anfänge und Ursprünge der Beziehung zwischen Eltern und Kind. In dieser Zeit kommt es oft zu vielfältigen familiären Umstellungen, insbesondere wenn es sich um das erste Kind handelt. Der Übergang vom Säuglings- ins Kleinkindalter wird eingeleitet durch das freie Laufen, was meistens im Alter von 12 Monaten erfolgt. Das Kleinkindalter ist wiederum ein lebendiger, dynamischer Lebensabschnitt, in dem Kinder zunehmend selbstständig werden und lernen, sich in vielen sozialen Situationen auch ohne die Eltern wohlzufühlen und sich zu behaupten. Diese im deutschsprachigen Bereich übliche Einteilung der Phasen des Kleinkindalters ist aus entwicklungspsychologischer Sicht allerdings etwas ungünstig, da vielfältige Entwicklungen nicht sinnvoll abzubilden sind.

Besser eignet sich hier die im englischsprachigen Bereich verwendete Einteilung der Entwicklungsphasen. Man unterscheidet in den angelsächsischen Ländern zwischen „Infants“ (Geburt bis hin zu 18 Monaten), „Toddlers“ (von 18 Monaten bis 3 Jahren) und „Preschoolers“ (im Alter von 4 bis 5 Jahren). Im Wortstamm des Begriffs „Infants“ klingt an, dass es sich um das Alter des Spracherwerbes handelt. Das Wort „Toddler“ weist auf den bei vielen Kleinkindern noch vorhandenen unsicheren Gang hin, d. h. in dieser Phase werden die motorischen Fähigkeiten verfeinert und eingeübt. Schließlich geht es bei den „Preschoolers“ um das Denken, d. h. in dieser Phase machen die gedanklichen Fähigkeiten von Kindern enorme, sprunghafte Fortschritte.

Egal, welche Einteilung man bevorzugt, in jeder Lebensphase kommen Anforderungen auf die Kinder zu, die zu bewältigen sind. Diese Anforderungen werden von der Entwicklungspsychologie auch als „Entwicklungsaufgaben“ bezeichnet. Typische Entwicklungsaufgaben im Säuglingsalter (d. h. bis zum Alter von 12 Monaten) betreffen das

Erlernen und die Entwicklung von Fähigkeiten in Bezug auf das Essen, das Schlafen, die Verdauung, die Bewegung sowie die Bindung und die Beziehung. Im Alter von 1 bis 5 Jahren liegen die Hauptentwicklungsaufgaben im Bereich der Sprache, der Sauberkeit, der Selbstkontrolle und der Selbststeuerung, dem Einhalten von Regeln, dem Aufbauen von Beziehungen zu Gleichaltrigen und dem Erlernen von sozialen Fähigkeiten.

Die Entwicklungsaufgaben hören natürlich nicht mit dem Eintritt in die Schule auf. Im Schulalter (von 6 bis 13 Jahren) stehen das Erlernen von Schulfertigkeiten, von Regeln, von Spielen, das Nachgehen von Hobbys, die Erfüllung von Verpflichtungen und die Übernahme von Verantwortung an. Im Jugendalter von 14 bis 18 Jahren betreffen typische Entwicklungsaufgaben die Entwicklung von Beziehungen zum anderen Geschlecht, die Ablösung von der Ursprungsfamilie, die Entwicklung einer eigenen Identität und Autonomie sowie die Auseinandersetzung mit existenziellen Fragen des Lebens.

Auch nach dem Jugendalter hören die Entwicklungsaufgaben nicht auf. Denn als Erwachsener wird man ununterbrochen mit neuen Aufgaben konfrontiert, die nicht nur Flexibilität und Anpassungsfähigkeit erfordern, sondern oft eine aktive und neue Form der Bewältigung. Dies können insbesondere Eltern nachvollziehen. Sie als Eltern wissen nur zu gut, wie viele unterschiedliche Veränderungen und Anforderungen sich im Zusammenleben mit Kindern ergeben. Diese Veränderungen erfordern von Eltern viel Toleranz, aber auch Arbeit.

Wie Sie selbst, wird auch Ihr Kind manche Entwicklungsaufgaben ohne Schwierigkeiten bewältigen, während andere eine große Herausforderung darstellen können. Die meisten Schritte des Lebens werden von Kindern zum Glück gut gemeistert. Allerdings gelingt die Bewältigung nicht immer optimal, so dass sich psychische Auffälligkeiten oder sogar Störungen ergeben können. Gerade bei jungen Kindern spricht man deshalb bei schwerwiegenden Problemen von „Entwicklungsstörungen“. Dieser Begriff soll andeuten, dass Kinder mit psychischen Störungen oft an der jeweiligen Bearbeitung der anstehenden Entwicklungsaufgaben scheitern.

1.2 Psychische Störungen im Vorschulalter

Sie, als Eltern bzw. Erzieherinnen und Erzieher sowie auch Fachleute sollten allerdings sehr zurückhaltend sein, bei jungen Kindern von einer „Entwicklungsstörung" oder einer „psychischen Störung" zu sprechen. Diese Vorsicht ist aus verschiedenen Gründen geboten:

Zum einen zeichnet sich das Vorschulalter durch eine enorme Entwicklungsdynamik aus. Was heute wie ein Problem aussieht, kann schon morgen verschwunden sein – da sich junge Kinder sehr rasch verändern und entwickeln. Auch kann die Bewältigung von Schwierigkeiten sogar zu einer Beschleunigung der Entwicklungsschritte führen und eine Stärkung für zukünftige Aufgaben bedeuten. Das heißt, auch bei jungen Kindern können erfolgreich gemeisterte Krisen sehr wohl positive Auswirkungen auf die weitere Entwicklung haben.

Zum anderen ist die Bandbreite dessen, was als „normale Entwicklung" gilt, in diesem Alter besonders groß. Dies zeigt sich in allen Bereichen der Entwicklung. Im Bereich der Motorik kann man bei manchen Säuglingen sehr schön alle aufeinanderfolgenden Schritte der motorischen Entwicklung beobachten: Der Weg zum freien Laufen wird bei manchen Säuglingen über das Robben (Bauch am Boden), das Krabbeln (Knie auf dem Boden), dem Bärengang (nur Hände und Füße auf dem Boden), das freie Stehen und schließlich das Laufen beschritten. Andere Kinder lassen die vielen Zwischenstufen aus, warten lange ab, und gehen vom Krabbeln direkt ins Laufen über. Alles ist normal.

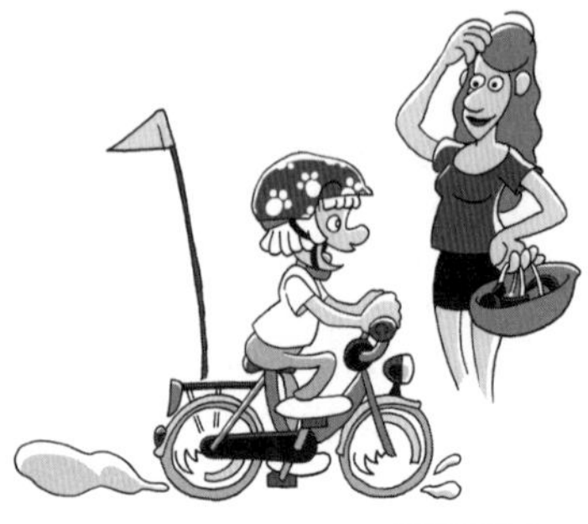

Um ein anderes Beispiel zu nennen: Manche Kinder bemühen sich sehr früh darum, alleine Fahrrad zu fahren. Sie versuchen es immer wieder, fallen hin, geben nicht auf und erreichen schließlich ihr Ziel. Andere Kinder warten solange ab, bis sie sich sicher fühlen, steigen auf das Fahrrad und fahren los. Auch hier sieht man zwei völlig verschiedene Arten, zum

Ziel zu kommen – entscheidend ist, dass die erstrebten Fertigkeiten erreicht werden.

Bezüglich der Sprachentwicklung bilden manche Kinder rasch nach den ersten Worten Zwei-, Drei- und Mehr-Wortsätze und man ist erstaunt, wie schnell und differenziert sie reden. Andere machen nach dem Lautieren eine lange Pause, wirken stumm und reden wenig, nehmen alles auf und beginnen dann plötzlich, in ganzen Sätzen zu reden. Beide Wege sind auch in diesem Bereich der Entwicklung völlig normal und solche Unterschiede sollten kein Grund zur Beunruhigung sein.

Von Entwicklungs- oder psychischen Störungen sollte man im Vorschulalter nur mit großer Zurückhaltung sprechen, weil:

- das Vorschulalter sich durch eine enorme Entwicklungsdynamik auszeichnet und sich daher Probleme häufig nur vorübergehend zeigen;
- die erfolgreiche Bewältigung von Schwierigkeiten sogar zu einer Beschleunigung von Entwicklungsschritten führen kann;
- die Bandbreite dessen, was als „normale Entwicklung" gilt, in diesem Alter besonders groß ist.

Ferner können Kinder in dieser sich rasch ändernden, dynamischen Entwicklungsphase des Vorschulalters vorübergehend Probleme bzw. Symptome zeigen, die für die Eltern und Kinder belastend sein können. In der Medizin und der Psychologie wird sinnvollerweise zwischen einem „Symptom" und einer „Störung" (oder Erkrankung) unterschieden. Vom Wortstamm her bedeutet das Wort Symptom „Zufall, Begebenheit", es handelt sich also um ein Zeichen, dass auf eine Störung hinweisen kann – mehr aber auch nicht.

Bei den Symptomen gibt es „subjektive", die von Kindern direkt benannt und angegeben werden können. So haben Forschungsergebnisse gezeigt, dass schon junge Kinder durchaus in der Lage sind, anzugeben, ob sie glücklich oder unglücklich sind und was sie innerlich bewegt. Auch können sie ihre Ängste benennen. Sie können mitteilen, wie schwer es ihnen fällt, sich von den Eltern zu trennen, auf andere Kinder zuzugehen, wie sehr sie sich vor dem großen Hund aus der Nachbarschaft fürchten und welche Alpträume sie hatten. Sie als Eltern sollten diese Mitteilungen ernst nehmen, denn sie sind ein unmittelbarer Ausdruck des Erlebens Ihres Kindes.

Unter „objektiven“ Symptomen versteht man solche, die man von außen beobachtet. So können Sie einen starren Gesichtsausdruck, eine unglückliche Mimik, das Weinen, das Anklammern oder eine panikartige körperliche Verkrampfung Ihres Kindes direkt sehen. Auch diese Symptome können für Ihr Kind quälend, belastend und beunruhigend sein – eine Störung sind sie jedoch deshalb noch nicht.

Merke: Symptome

In der Medizin und Psychologie unterscheidet man zwischen „objektiven“ und „subjektiven“ Symptomen. Objektive Symptome können von außen beobachtet werden (also beispielsweise von den Eltern, von der Erzieherin im Kindergarten, vom Kinderarzt oder von der Psychotherapeutin). Bei subjektiven Symptomen handelt es sich dagegen um Gefühle, Empfindungen, Befürchtungen etc., die von den Kindern selbst berichtet werden.

In der Medizin und Psychologie wird erst das gleichzeitige Vorliegen verschiedener, zusammengehörender Krankheitszeichen als „Störung“ oder „Syndrom“ bezeichnet. Vom Wortstamm her bedeutet Syndrom „zusammentreffend“, d. h. es kommt etwas zusammen, das mehr bedeutet, als die einzelnen Symptome alleine. Darüber hinaus ist es typisch, dass bei einer psychischen oder seelischen Störung die subjektiven und objektiven Zeichen erheblich vom normalen Verhalten und Erleben abweichen. Dies ist gegeben, wenn die Symptome besonders schwer ausgeprägt sind, lange andauern, häufig auftreten, mit emotionalem Leiden und Stress einhergehen, den Alltag belasten und die sozialen Beziehungen beeinträchtigen. Wenn ein junges Kind sich nicht traut, auf einen Kindergeburtstag zu gehen, sich weigert, den Kindergarten zu besuchen und einfach keine Freude am Spiel zeigt, bedeutet dies eine wesentliche Beeinträchtigung und Einschränkung in seinem Alltag – und ist mit Risiken für seine zukünftige Entwicklung verbunden.

Ob eine psychische Störung beim eigenen Kind vorliegt oder nicht, kann man leider nicht aus einem Buch erfahren – auch aus diesem Buch nicht. Auch Informationen aus dem Internet reichen dazu nicht aus. Viele Eltern haben uns berichtet, wie verwirrend für sie Informationen waren, die sie im Internet gefunden haben. Manche Eltern sind durch die vielen unterschiedlichen Angaben verunsichert. Dies liegt daran, dass die Suchmaschinen im Internet nicht nach Güte und Relevanz sortieren, sondern nur nach Häufigkeit der aufgerufenen Seiten. So findet man neben sehr seriösen, hilfreichen Informationen auch oberflächliche, zum Teil sogar falsche Angaben.

Da jedes Kind und jede Familie ihre individuelle Geschichte hat und auch die aktuelle Situation berücksichtigt werden muss, können psychische Störungen nur durch eine genaue Untersuchung durch Fachleute festgestellt – oder auch ausgeschlossen – werden. Zur Abklärung gehört eine Beobachtung des Kindes und der Eltern, eine genaue Erhebung der Krankengeschichte und der bisherigen Entwicklung der Problematik, das Einholen zusätzlicher Informationen über Fragebögen, gegebenenfalls eine psychologische Untersuchung mit einem Intelligenz- oder Entwicklungstest sowie eine körperliche Untersuchung. Ganz wichtig ist in diesem Zusammenhang auch die Beobachtung der Interaktionen und der Beziehung zwischen den Eltern und dem Kind. Erst wenn dieser Prozess abgeschlossen ist, kann eine Einschätzung abgegeben werden bzw. eine Diagnose gestellt werden.

Damit eine „Diagnose", d.h. die Feststellung einer psychischen Störung, nicht willkürlich gestellt wird, gibt es dazu Hinweise und Regeln. Die Kriterien hierzu sind in sogenannten Klassifikationsschemata festgelegt. In den USA werden die DSM-5-Kriterien der amerikanischen psychiatrischen Vereinigung verwendet, in der restlichen Welt die ICD-10-Kriterien der Weltgesundheitsorganisation. Für die besonderen Ausprägungen von psychischen Störungen junger Kinder wurde zusätzlich ein Klassifikationssystem für das Vorschulalter entwickelt. Der Name dieses Systems (= „Zero to Three") bedeutet nicht, dass die Kriterien nur für null- bis dreijährige Kinder angewendet werden können, im Gegenteil, sie sind sehr gut auch für siebenjährige Kinder geeignet. An diesen Kriterien sollten sich Fachleute orientieren, wenn sie festlegen, ob und welche Störung vorliegt.

Möglicherweise löst diese Diskussion über die Klassifikation von psychischen Störungen bei Ihnen ein Unbehagen aus. Sie sollten sich daher bewusst machen, dass es bei einer Diagnosestellung nie darum geht, Ihr

Kind mit einem „Etikett“ zu versehen oder gar „in eine Schublade“ zu stecken, wie teilweise behauptet wird. Es geht im Gegenteil darum, die vorhandene Störung genau zu erfassen, um anschließend Wissen über die Störung vermitteln und eine gezielte Beratung und Therapie anbieten zu können.

Wenn die Diagnosestellung anhand eines Klassifikationssystems erfolgt, hat dies den Vorteil, dass die Festlegung der Diagnose nicht willkürlich abläuft, sondern nach bestimmten Regeln, die auf vielen Tausenden von Studienergebnissen basieren.

Psychische Störungen und körperliche Erkrankungen sind vom Gesetz her völlig gleichgestellt. Wenn bei Ihrem Kind eine Störung vorliegen sollte, d. h. ein Facharzt eine entsprechende Diagnose gestellt hat, dann haben Sie einen Anspruch auf Beratung und Therapie – genauso wie jedes Kind mit einem Durchfall oder einem Armbruch ganz selbstverständlich behandelt wird.

Zuletzt sollte noch erwähnt werden, dass die Diagnose bzw. die Bezeichnung einer psychischen Störung einer vorhandenen Problematik einen Namen gibt. Viele Eltern fühlen sich enorm entlastet, wenn die Ungewissheit ein Ende hat und sie endlich wissen, um welche Störung es sich handelt. Dieses Wissen ermöglicht gezielte und wirksame Hilfen und damit Veränderungen.

Merke: Diagnose

- Eine Diagnose kann nur nach einer ausführlichen Untersuchung des Kindes, einer genauen Erhebung der Krankengeschichte und der bisherigen Entwicklung der Problematik durch entsprechend geschulte Fachleute gestellt werden.
- Die Diagnosestellung muss nach festgelegten Regeln anhand sogenannter Klassifikationssysteme für psychische Störungen erfolgen.
- Sollte bei Ihrem Kind eine psychische Störung vorliegen, hat es genauso wie bei einer körperlichen Erkrankung Anspruch auf eine adäquate Behandlung.
- Nach einer Diagnosestellung steht zunächst die Beratung und Wissensvermittlung über die Störung an erster Stelle. Erst wenn die Informationsvermittlung und Psychoedukation nicht ausreichen, ist eine gezielte Therapie notwendig.

Nachdem eine Diagnose gestellt wurde, stehen „Beratung“ und „Informationsvermittlung“ an erster Stelle. Oft ist für Eltern sehr erleichternd, wenn der Schweregrad der Störung eingeordnet wird und sie konkrete Hinweise erhalten, wie sie mit ihrem Kind im Alltag umgehend können. Auch das gründliche Wissen über die Störung kann dazu beitragen, die aktuelle Situation zu akzeptieren und in Ruhe Veränderungsmöglichkeiten zu planen. „Psychoedukation“ geht über die Informationsvermittlung hinaus. Hierbei wird Wissen über emotionale und auch interaktionelle Zusammenhänge vermittelt.

Erst wenn die Beratung, Informationsvermittlung und Psychoedukation nicht ausreichen, ist eine gezielte Behandlung notwendig. Auch hierbei ist die Diagnose wichtig, da je nach Störungsbild immer die wirksamste Therapieform ausgewählt werden sollte. So gibt es verschiedene Psychotherapieausrichtungen, die abhängig von der speziellen Störung wirksamer oder weniger wirksam sind. Manche angebotenen Therapien sind sogar ganz unwirksam – man verschwendet Zeit und das Leiden des Kindes besteht weiter. Um wirklich zu gewährleisten, dass die beste Therapie angewendet wird, wurden vor kurzem von Fachleuten „Leitlinien zu psychischen Störungen bei jungen Kindern“ entwickelt. Sie bieten eine gute Orientierung, um jungen Kindern und ihren Eltern die bestmögliche Hilfe zu ermöglichen. Diese Entscheidungshilfen sind für Fachleute sehr hilfreich.

Für Sie, als Eltern, ist es sehr wichtig, dass Sie an Fachleute geraten, die sich nicht nur mit Kindern und Jugendlichen, sondern speziell mit Vorschulkindern auskennen. Ihr erster Ansprechpartner wird in jedem Fall Ihre Kinderärztin bzw. Ihr Kinderarzt sein, die/der Sie – je nach den vorhandenen Möglichkeiten in der Nähe Ihres Wohnortes – an geeignete Therapeuten weiterleiten wird. Kompetente Ansprechpartner sind Kinder- und Jugendpsychiater, Kinder- und Jugendlichenpsychotherapeuten, Erziehungsberatungsstellen, Kinder- und Jugendärzte mit psychotherapeutischen Zusatzqualifikationen und Sozialpädiater, d. h. Kinderärzte, die sich mit Entwicklungsstörungen auskennen. Es gibt Ansprechpartner an Kliniken, an spezialisierten Zentren aber auch in Einzelpraxen.

Wie oben schon erwähnt, sollte – unabhängig davon wer Ihr Kind behandelt – immer zuerst eine Abklärung erfolgen, dann die Feststellung (oder der Ausschluss) einer psychischen Störung, eine Beratung und – nur falls notwendig – eine Therapie. Und immer sollte die wirksamste Therapie für die spezielle Störung Ihres Kindes gewählt werden.

1.2.1 Welche psychischen Störungen gibt es im Vorschulalter?

Viele Untersuchungen im In- und Ausland haben gezeigt, dass weltweit 10 bis 15 % aller jungen Kinder psychische Störungen mit Beeinträchtigungen aufweisen. Die Rate ist hoch, vor allem wenn man bedenkt, dass genauso viele junge Kinder betroffen sind wie ältere Schulkinder und Jugendliche. Dieses hohe Ausmaß an psychischen Störungen bei Vorschulkindern ist bisher zu wenig beachtet worden. Zum Glück werden Störungen in den letzten Jahren zunehmend häufiger und früher erkannt, so dass Kindern und ihren Familien schon vor dem Eintritt in die Schule geholfen werden kann. Dadurch, dass Störungen zunehmend früher erkannt werden, entsteht der Eindruck, als ob die Zahl von psychischen Störungen in diesem Lebensabschnitt zugenommen hätte. Dies ist jedoch nicht der Fall: Wie viele Studien gezeigt haben, blieb die Rate an psychischen Störungen über die Jahrzehnte hinweg ungefähr gleich.

Mittlerweile können viele unterschiedliche Störungen frühzeitig erkannt werden. Dies hat den Vorteil, dass mehr junge Kinder dann auch gezielt behandelt werden können. Für Sie als Eltern oder Erzieher ist es nicht wichtig, die verschiedenen Störungen in allen Einzelheiten zu kennen. Das ist die Aufgabe von Fachleuten. Störungen, die häufig im Vorschulalter auftreten, können grob in folgende Gruppen eingeteilt werden. Einige der Störungen haben Sie in der Einleitung schon kennengelernt:

- Zur Gruppe der „sichtbaren“ Störungen gehören ausgeprägtes Schreien, Schlaf- und Essstörungen. Diese kommen insbesondere bei Säuglingen und jungen Kleinkindern häufiger vor.
- Kinder, die ein ausgeprägtes, störendes Verhalten aufweisen, können eine Aufmerksamkeitsdefizit-/Hyperaktivitätsstörung (ADHS) und/oder eine Störung des Sozialverhaltens haben.
- Ferner fallen die Kinder auf, die nach schweren belastenden Lebensereignissen (z. B. Traumata, Misshandlung, Vernachlässigung) eine

posttraumatische Belastungsstörung oder sogar eine Bindungsstörung entwickeln.
- Schließlich gibt es die Kinder, die eher „unsichtbar“ leiden, nämlich unter einer Depression und/oder einer Angststörung, und deren Leiden daher oft übersehen wird. Um diese Störungen geht es in diesem Buch.

Manche Störungen des Kindes- und Jugendalters, wie z. B. eine Pubertätsmagersucht, kommen zum Glück in der Altersgruppe der Vorschulkinder nicht vor. Eine Pubertätsmagersucht, bei der Jugendliche sich so intensiv mit ihrem Aussehen und ihrem Gewicht beschäftigen, so dass sie willentlich abnehmen, gibt es bei jungen Kindern nicht, da die entsprechenden Voraussetzungen für die Entwicklung einer solchen Störung nicht gegeben sind.

1.2.2 Die Bedeutung der Eltern-Kind-Beziehung

Neben der eigentlichen Störung des Kindes ist die Beziehungsqualität zwischen den Eltern und dem Kind in dieser Altersphase von besonderer Bedeutung. Zu keinem anderen Zeitpunkt wird das, was Sie als Eltern denken, fühlen, sagen, und wie Sie handeln einen solchen Einfluss auf das Verhalten Ihres Kindes haben. Andersherum gilt jedoch auch, dass Kinder aufgrund von angeborenen oder erworbenen Faktoren eventuell ein so problematisches Verhalten zeigen, dass selbst die fähigsten Eltern an ihre Grenzen stoßen. Schließlich gibt es äußere Umstände, wie z. B. soziale Isolation, Migration und sonstige Belastungen, die die Bewältigung des Alltags sowohl für das Kind als auch für die Eltern schwer machen.

Eine außergewöhnliche Belastung für jede Eltern-Kind-Beziehung ist es, wenn sowohl Eltern als auch Kinder von einer psychischen Störung betroffen sind. Viele Untersuchungen haben gezeigt, dass Eltern sehr viel weniger dazu fähig sind, auf die Zeichen und Bedürfnisse ihrer Kinder einzugehen, wenn sie selber z. B. depressiv sind. Sie tun dies nicht, weil sie ihrem Kind schaden wollen, sondern weil sie es aufgrund ihrer Erkrankung einfach nicht können. Eine Depression ist eine Störung, die Eltern in ihren Erziehungsfunktionen erheblich einschränken kann. Aus Studien weiß man weiterhin, dass Kinder, deren Mutter oder Vater an einer Depression erkrankt ist, ein erhöhtes Risiko dafür haben, selbst eine depressive Störung oder eine andere psychische Störung zu entwickeln.

Das folgende Beispiel von Lisa soll dies veranschaulichen. Lisas Mutter litt unter einer besonders schweren Depression, weswegen eine gemeinsame stationäre Behandlung empfohlen wurde:

Beispiel: Lisa

Lisa, ein genau vier Jahre altes Mädchen, leidet unter Trennungsängsten. Sie zeigt Ängste schon bei den ersten Anzeichen einer bevorstehenden Trennung, weint, schreit und klagt. Auch weint sie zu Hause und im Kindergarten bei den geringsten Anlässen. Sie muss sich ständig zu Hause der Anwesenheit ihrer Mutter vergewissern.

Lisa ist Einzelkind. Während der Schwangerschaft entwickelte die Mutter eine schwere Depression und wurde zweieinhalb Jahre psychotherapeutisch und medikamentös behandelt. Die Eltern leben getrennt. Die Mutter hatte während der Schwangerschaft große Ängste, die Geburt erfolgte zwei Wochen vor dem Termin durch Kaiserschnitt, kurz nach der Geburt musste Lisa operiert werden.

In der Untersuchungssituation wirkte Lisa von den Gefühlen her labil und weinerlich, sie war sehr anhänglich an ihre Mutter gebunden und versuchte, diese zu dominieren. Aufgrund der Schwere der Trennungsängste sowie der Depression der Mutter wurde eine stationäre Behandlung auf einer Mutter-Kind-Station empfohlen. Die Erfahrung zeigt, dass die mütterliche Depression in solchen Fällen die kindlichen Ängste verstärkt, während die kindlichen Ängste wiederum die mütterlichen Sorgen und Selbstwertprobleme verstärken. Die stationäre Behandlung war für die Mutter und Lisa sehr hilfreich und beide konnten gestärkt entlassen werden.

In den allermeisten Fällen reicht eine ambulante Behandlung aus. Die Vorrausetzung für eine Therapie ist, dass die Depression der Eltern überhaupt erkannt wird.

Auch wenn Eltern unter Ängsten leiden und diese das Ausmaß einer psychischen Störung erreichen, kann dies wesentliche Auswirkungen auf die kindliche Entwicklung haben. Eltern mit Ängsten sind weniger fähig, ihre Kinder in ihren Autonomiebestrebungen zu unterstützen. Im Gegenteil, sie schränken ihre Kinder durch überzogene Vorsichtsmaßnahmen und die Verstärkung der kindlichen Ängste ein. Die Kinder lernen von ihren Eltern, indem sie deren Verhalten beobachten und übernehmen. Wenn Mütter oder Väter mit Ängsten als Modell dienen, dann lernen Kinder häufig, wie sie schwierigen Situationen im Leben ausweichen können.

Eine solche Konstellation von Eltern und einem Kind mit Ängsten zeigt der nächste Fall:

Beispiel: Max

Max, ein fünf Jahre und 7 Monate alter Junge, leidet unter ausgeprägten sozialen Ängsten. Im Kindergarten hat er Probleme, Kontakt mit anderen Kindern zu knüpfen und konnte sich bisher nicht integrieren. Selbst von jüngeren Kindern wird Max geärgert und von den Gleichaltrigen ausgeschlossen. Er zieht sich dann zurück und spielt lieber alleine. Auch nachmittags spielt Max alleine, weil er von den Nachbarskindern ausgegrenzt wird. Max will nur mit einem einzigen Kind spielen, wenn andere Kinder dazukommen, zieht er sich sofort zurück. Er hatte bisher nur einen einzigen Freund, der vor einem Jahr wegzog. Er schläft im Elternbett und braucht seine Mutter zum Einschlafen. Bisher hat er noch nie auswärts ohne Eltern geschlafen.

Max wurde zwei Wochen nach dem Termin durch Kaiserschnitt geboren. Er war schon immer ein ängstliches und zurückhaltendes Kind gewesen. Die Entwicklung war weitgehend unauffällig. Max erhält Frühförderung, geht zum Turnen und Schwimmen, hat auch dort keine Freunde. Max ist ein Einzelkind, beide Eltern bezeichnen sich als ängstlich mit mangelndem Selbstvertrauen. Die Eltern wohnen isoliert und sind gegenüber ihrem Kind überbehütend.

In der Untersuchungssituation war Max ängstlich und zurückhaltend, es mangelte ihm an Selbstvertrauen. Er saß während des gesamten Gespräches bei seinen Eltern. Max hat eine unterdurchschnittliche Intelligenz und grobmotorische Gleichgewichtsprobleme.

Für Max wurde eine ambulante Behandlung empfohlen, auch die Eltern wurden angeregt, sich aufgrund ihrer Ängste behandeln zu lassen. Das Ziel war es, das überbeschützende und angstverstärkende Verhalten der Eltern abzubauen und ihre Kompetenzen zu stärken.

Es ist also wichtig, eine etwaig vorhandene Angstproblematik der Eltern zu erkennen und diese anzusprechen. Es geht dabei nicht um Schuldzuweisungen. Eltern mit Ängsten verhalten sich nicht absichtlich einschränkend, sondern sie tun dies, weil sie annehmen, so im besten Interesse ihres Kindes zu handeln.

Wenn Ihnen durch das Lesen dieses Buches bewusst wird, dass Sie selbst auch Zeichen einer Depression oder Angst aufweisen, oder wenn Sie entdecken, dass Sie und Ihr Kind unter ähnlichen Symptomen leiden, dann sollten Sie sich selbst professionelle Hilfe holen. Sowohl Depressionen als auch Angststörungen sind im Erwachsenenalter gut zu behandeln. Sie können durch eine Behandlung Ihre Belastungen bewältigen und eine Gesundung wird mit Sicherheit die Entwicklung Ihres Kindes positiv unterstützen. In einzelnen Fällen, so haben Studien gezeigt, ist es ausreichend, damit es dem Kind besser geht, wenn nur die elterliche Depression und die Ängste behandelt werden.

1.2.3 Ab welchem Alter können psychische Störungen erkannt werden?

Für alle psychischen Störungen gilt, dass ein Kind ein bestimmtes Mindestalter erreicht haben muss, damit eine Diagnose überhaupt gestellt werden kann. Tabelle 1 gibt einen Überblick über das jeweilige Mindestalter bei einzelnen Störungen. Die Angaben orientieren sich an den Empfehlungen in den „Leitlinien zu psychischen Störungen bei Säuglingen, Klein- und Vorschulkindern". Dies bedeutet nicht, dass bei einem Kind nicht auch schon früher einzelne Symptome vorhanden sein können. Die Alterseinschränkungen sind jedoch sinnvoll und basieren auf zahlreichen Forschungsergebnissen.

So wäre es völlig unangemessen, bei einem jungen Säugling von einer Aufmerksamkeitsdefizit-/Hyperaktivitätsstörung (ADHS) zu sprechen. Erst ab drei bis vier Jahren können die Symptome von motorischer Unruhe, Konzentrationsschwäche, erhöhter Ablenkbarkeit und Handeln ohne zu Denken (Impulsivität) so ausgeprägt sein, dass man von einer Störung sprechen kann. Wie bereits in der Einleitung erwähnt, ist kind-

Tabelle 1: Mindestalter, um eine Störung bei jungen Kindern feststellen zu können (Angaben nach den „Leitlinien zu psychischen Störungen bei Säuglingen, Klein- und Vorschulkindern")

Störung	Mindestalter für die Diagnosestellung
Fütterstörungen	4 Wochen
Schlafstörungen	12 Monate
Persistierendes exzessives Schreien	3 Monate
Regulationsstörungen	bis 3 Jahre
Ausscheidungsstörungen	4 bzw. 5 Jahre
Depressive Störungen	3 Jahre
Angststörungen	18 Monate
Anpassungsstörungen	Keine Angaben
Posttraumatische Belastungsstörungen	18 Monate
Bindungsstörungen	9 Monate
Aufmerksamkeitsdefizit-/Hyperaktivitätsstörung (ADHS)	3 bzw. 4 Jahre
Störung des Sozialverhaltens mit oppositionellem Verhalten	3 Jahre

liches persistierendes exzessives Schreien erst ab dem Alter von drei Monaten für die kindliche Entwicklung problematisch. Schlafprobleme sind im ersten Lebensjahr so häufig, dass sie fast zur normalen Entwicklung dazugehören. Daher spricht man von schweren Schlafstörungen erst ab dem Alter von 12 Monaten.

Auch bei den depressiven Störungen und den Angststörungen hat man sich in den genannten Leitlinien auf ein Mindestalter geeinigt. Bei Angststörungen geht man davon aus, dass sie schon sehr früh beginnen, nämlich mit anderthalb Jahren, und dass Ängste besser erkennbar sind. So ist für Eltern, Erzieher und auch Fachleute ziemlich gut beobachtbar, ob ein Kind in einer Trennungssituation Angst zeigt oder ob es vor unbekannten sozialen Beziehungen und vor bestimmten Objekten (z.B. einem Hund) Angst hat. Auch können schon junge Kinder ihre Ängste sehr konkret ausdrücken. Bei den depressiven Störungen geht man von einem höheren Mindestalter aus. Erst mit drei Jahren ist es möglich, mit hoher Sicherheit ein so ausgeprägtes Ausmaß von Spielunlust, Interesselosigkeit, Unglücklichsein und Antriebsminderung adäquat festzustellen, so dass man von einer Störung sprechen kann. Bei einem Kind mit ein oder zwei Jahren hat deshalb der Begriff Depression nichts zu suchen.

1.3 Depression und Angststörungen bei Vorschulkindern

1.3.1 Wann sind Trauer und Ängste bei Kindern „normal“ und wann sind es psychische Störungen?

Trauerreaktion

Symptome können durchaus positive Aspekte haben, eine wichtige Funktion erfüllen und eine Form der Bewältigung darstellen. So ist Unglücklichsein oft eine adäquate Reaktion auf einen Verlust. Wie die Tiefenpsychologie (d.h. die Richtung der Psychologie, die sich mit dem Unbewussten beschäftigt) korrekt gezeigt hat, ist eine Trauerreaktion in allen Lebensaltern immer normal und auch hilfreich. Sie dient als Bewältigung eines Verlustes und durchläuft typische Stadien des Erinnerns, des Wiederholens und des Durcharbeitens. Auch bei jungen Kindern kann man beobachten, wie sie durch Reden, Malen und Spielen ihre Gefühle über einen schmerzlichen Verlust immer wieder ausdrücken, bis sie irgendwann von der verlorenen Person Abschied nehmen und loslassen können. Sie haben dann Trost gefunden und sind frei für neue Erfahrungen. Zu einem positiven Abschluss der Trauer müssen Kinder emotional stark genug sein. Sie müssen, bezogen auf den erlittenen Verlust, genügend kognitive und emotionale Voraussetzungen zur Verarbeitung mitbringen und von ihrer Umgebung unterstützt werden.

Unter solchen optimalen Bedingungen können ältere Vorschulkinder auch schwere Verluste, wie den Tod der Eltern oder Großeltern, betrauern und verarbeiten. Für Säuglinge dagegen kann die Abwesenheit der Bezugsperson so überwältigend sein, dass sie resignieren und sich zurückziehen.

Auch gehen Kinder sehr unterschiedlich mit Verlusten um. Manche Kinder werden durch kleinere Veränderungen in ihrer Umgebung emotional „umgeworfen", während andere auch mit sehr schwierigen Situationen umgehen können. Eine Voraussetzung für das Gelingen einer Trauerreaktion ist unter anderem das kindliche Temperament. Darunter versteht man angeborene Persönlichkeitsmerkmale, die zeitlich überdauernd vorhanden sind. So gibt es Kinder mit einem sogenannten „schwierigen Temperament", die sich selbst schlecht regulieren und beruhigen können. Sie reagieren entweder überschießend oder mit Rückzug. Auch können sie Ängste gegenüber allem Neuem aufweisen und vermeiden so ungewohnte Situationen. Kinder mit einem sogenannten „einfachen Temperament" können sich selbst wieder leichter in ein emotionales Gleichgewicht bringen, sie sind von der Stimmung her ausgeglichen, fröhlich und können oft mit Humor über den Dingen stehen. Solche Kinder werden es leichter haben, belastende Lebenssituationen und Ereignisse gut zu bewältigen, und einen Trauerprozess abzuschließen.

Bei belastenden Lebensereignissen unterscheidet man zwischen sogenannten „normativen" und „nicht normativen" Stressoren. Normative Stressoren erleben fast alle Kinder, z. B. beim Eintritt in den Kindergarten oder bei der Geburt eines Geschwisterkindes. Kinder mit einem schwierigen Temperament haben häufig Schwierigkeiten, solche normativen, normalen Stressoren zu bewältigen.

Nicht normative Stressoren sind solche, die nicht zum üblichen Erleben des Kindes dazugehören. Die Trennung und Scheidung der Eltern sind schwerwiegende Lebensereignisse für alle Kinder. Andere schwere Belastungen sind der Tod von Verwandten, ein Umzug, der Wegzug von Freunden, eine Operation bzw. Krankenhausbehandlungen, aber auch der Verlust von Lieblingsspielsachen sowie der Tod von Haustieren. Nicht nur das einzelne Lebensereignis spielt eine Rolle. Wenn mehrere negative Lebensumstände zusammentreffen und sich gegenseitig verstärken, hat dies eine besondere Bedeutung.

Merke:

- Bei belastenden Lebensereignissen unterscheidet man zwischen sogenannten „normativen" (z. B. Eintritt in den Kindergarten, Geburt eines Geschwisterkindes) und „nicht normativen" (z. B. Scheidung der Eltern, Umzug) Stressoren.
- Trauerreaktionen nach einem belastenden Lebensereignis sind normal und auch hilfreich.
- Kinder gehen sehr unterschiedlich mit belastenden Lebensereignissen um. Je nach Temperament und abhängig von der Unterstützung aus der Umgebung (stabiles Umfeld) können sie belastende Lebenssituationen bewältigen und den Trauerprozess abschließen (normale versus verlängerte Trauerreaktion).

Unabhängig von den Auslösern können Sie Ihr Kind in seiner Trauer unterstützen, indem Sie mit ihm darüber reden, Sie die Orte aufsuchen, die mit dem Verlust verbunden sind (wie beispielsweise dem Grab von Großeltern) oder durch Rituale das Abschiednehmen erleichtern, wie z. B. der Beisetzung eines verstorbenen Haustieres. Ansonsten können Sie Ihr Kind wesentlich durch die Stabilisierung des familiären und sozialen Umfelds unterstützen. Kinder mögen nichts mehr als eine vorhersagbare und wohlwollende Umgebung, freundliche Beziehungen und bekannte Abläufe. Indem Sie Ihrem Kind diese Stabilität bieten, tragen Sie wesentlich dazu bei, dass es seine Trauer gut bewältigen kann.

Eine normale, adäquate Trauer zeigte Steffi:

Beispiel: Steffi

Steffi, ein zwei Jahre und zwei Monate altes Mädchen, wurde von ihrer Mutter vorgestellt, da sie nach dem Tod des Großvaters mütterlicherseits vor zwei Monaten einerseits sehr traurig, andererseits sehr aggressiv gegenüber Großmutter und der Mutter gewesen sei. Der Großvater, zu dem Steffi eine enge Beziehung hatte, verstarb plötzlich und unerwartet an einem Herzinfarkt. Bei der Beerdigung war Steffi nicht dabei, jedoch bei der Urnenbestattung. Die Mutter hatte Steffi erklärt, dass der Großvater nun im Himmel sei. Steffi war inzwischen weniger aggressiv, wollte jedoch immer noch nicht zu ihrer Oma gehen. Vor dem Tod des Großvaters hatte sie ein sehr gutes Verhältnis zu ihrer Großmutter gehabt.

Steffis Entwicklung war bisher weitgehend unauffällig. Zu Gleichaltrigen war sie immer sehr kontaktfreudig und offen. In der Untersuchungssituation war sie offen, beschäftigte sich ausdauernd mit Spielsachen und antwortete altersentsprechend.

Bei Steffi lag eine natürliche, adäquate Trauerreaktion vor. Mit der Mutter wurde ein ausführliches Beratungsgespräch geführt. Ihr wurde geraten, bei dem gewählten Bild des Großvaters, der im Himmel auf Steffi aufpasst, jedoch nicht wiederkommt, zu bleiben. Eine Wiedervorstellung in der Beratungsstelle war nicht notwendig.

Steffis Mutter hatte alles richtig gemacht und brauchte nur noch die Bestätigung der Therapeutin, genauso wie bisher fortzufahren. Es kann für Eltern schwierig sein, ihrem Kind bei einer normalen Trauerreaktion beizustehen. Eltern möchten nicht, dass ihr Kind leidet und hätten es gerne, wenn sich die Trauer sofort auflösen würde. Leider braucht eine adäquate Trauer jedoch Zeit, um zu einem guten Abschluss zu kommen. Trauer kann nicht beschleunigt werde, obwohl Eltern sich dieses für ihr Kind wünschen.

Wenn die Voraussetzungen ungünstig sind, der Verlust besonders intensiv empfunden wird, das Kind ein sensibles Temperament mitbringt und die Umgebung nicht genügend Stabilität und Unterstützung ermöglicht, kann die „normale“ Trauer in eine „verlängerte Trauerreaktion“ übergehen. Die verlängerte Trauerreaktion ist nicht mehr normal, das Kind ist in seinen Alltagsfunktionen über längere Zeit hinweg eingeschränkt. Man erkennt die verlängerte Trauerreaktion an der Dauer und der Verzweiflung des Kindes. Typische Kennzeichen sind, dass das Kind weint, nach der abwesenden Bezugsperson sucht, Trost nicht annimmt, sich zurückzieht, Probleme beim Essen und Schlafen zeigt und zuletzt abstumpft und resigniert. Spätestens dann braucht das Kind oft Hilfe von Fachleuten, um wieder ins Gleichgewicht zu kommen.

Ein Bespiel für eine verlängerte Trauer, die nicht psychotherapeutisch behandelt werden musste, zeigte Luisa:

Beispiel: Luisa

Luisa, ein vier Jahre und vier Monate altes Mädchen, wurde von ihrer Mutter und Großmutter vorgestellt, da sie unter der Trennung der Eltern sehr leidet. Nach Telefonaten mit ihrem Vater ist sie sehr traurig. Sie ist dann weinerlich, anhänglich, andererseits schläft sie auch schlecht und isst wenig, wenn sie mit dem Vater telefoniert. Sie hat Ängste, dass ihre Mutter nicht wiederkommt und braucht viel körperliche Nähe.

Luisas Entwicklung war bisher weitgehend unauffällig. Die Eltern trennten sich vor sieben Monaten. In der Untersuchungssituation beschäftigte sich Luisa ausdauernd mit Spielsachen. Im Kontakt war sie offen und freundlich und antwortete auf alle Fragen altersgerecht.

Luisa zeigt eine verlängerte Trauerreaktion. Die Mutter wurde dahingehend beraten, Luisa aus elterlichen Streitigkeiten herauszuhalten und ihr im Alltag möglichst viel Struktur zu geben. Eine intensive Therapie war nicht notwendig, da sich die Symptome zurückbildeten.

Auch bei Luisa war also die Beratung der Mutter ausreichend. In anderen Fällen wäre eine kurze Psychotherapie notwendig und hilfreich.

Bei beiden Trauerreaktionen – der normalen und der verlängerten Trauer – reagiert das Kind unmittelbar auf ein Verlusterlebnis – im ersten Fall mit einer gelungenen Lösung, im zweiten Fall mit länger andauernden Beeinträchtigungen.

Depression

Bei einer Depression handelt es sich dagegen qualitativ um etwas völlig anderes. Traurigkeit ist nur eines von vielen Symptomen. Viel wichtiger ist der Verlust an Freunde, Interesselosigkeit, der mangelnde Antrieb, die Lustlosigkeit und eine negative, pessimistische Einstellung. Die Depression ist weniger eine unmittelbare Reaktion auf ein Lebensereignis, da die Auslöser oft gar nicht zu erkennen sind oder lange zurückliegen. Eine Depression entsteht aus einer Mischung von vererbten und erworbenen Risikofaktoren, ungünstigen Temperamentvoraussetzungen und möglicherweise negative Beziehungserfahrungen über eine längere Zeit hinweg. Eine Depression kann somit entstehen, ohne dass man unmittelbar einen Grund für sie findet, da nur die Mischung aus verschiedenen Ursachen letztendlich für ihre Entstehung verantwortlich ist. Wie alle Störungen ist die Depression durch das Zusammenkommen von häufigen, typischen Symptomen gekennzeichnet, die Symptome weisen einen hohen Schweregrad auf, sind langanhaltend vorhanden und führen zu Beeinträchtigungen.

Diese typischen Zeichen einer Depression sollen am Fall von Darius aufgezeigt werden:

Beispiel: Darius
Darius, ein fünf Jahre und drei Monate alter Junge wurde auf Anraten seiner Erzieherin zur ambulanten Abklärung vorgestellt. Im Elterngespräch berichtete die Erzieherin, dass Darius oft traurig sei und viel nachdenke. Sie habe das Gefühl, dass Darius Gefühle in sich trage, die er aufgrund seines Alters noch nicht ausdrücken könne. Ferner treten gehäufte Wutausbrüche auf, er schlägt sich häufig selbst und kaut stark an den Fingernägeln. Dieses Verhalten zeigt er seit einem Jahr.

Darius Eltern trennten sich als er anderthalb Jahre alt war. Bis vor einem Jahr hatte er einen guten Kontakt zum Vater. Seit dieser Zeit ist der Vater nicht mehr verlässlich. Er erscheint nicht zu verabredeten Treffen und sagt vorher auch nicht ab. Darius ist tief verletzt, nach solchen Ereignissen weint er lange und beschuldigt seine Mutter, dass sein Vater ihn nicht mehr abholt. Seit einigen Monaten äußert er auch negative Gedanken wie: „Mama, du wolltest mich nicht als Baby“, „du liebst mich nicht“ oder „es wäre besser, ich wäre gar nicht da“.

Die bisherige Entwicklung von Darius war weitgehend unauffällig gewesen. In der Familie litt die Mutter des Vaters, sowie der Vater der Mutter unter Depressionen. Auch nach der Trennung der Eltern war die Mutter depressiv und hatte auch Suizidgedanken gehabt.

In der Untersuchungssituation war Darius sehr anhänglich, ließ die Mutter kaum aus den Augen. In der weiteren Interaktion war er zum Teil fordernd und frech. Oft zeigte er eine motorische Unruhe und erhöhte Ablenkbarkeit. Darius war körperlich gesund und hatte eine Intelligenz im Durchschnittsbereich.

Nach der Abklärung wurde die Mutter beraten, Darius klare Grenzen zu setzen. Ihre Schuldgefühle wurden ebenfalls besprochen. Eine ambulante Therapie wurde empfohlen. Bei Darius lag eine depressive Störung vor mit zusätzlichen Auffälligkeiten im Sozialverhalten.

Für Eltern ist es wichtig zu wissen, dass ein Kind mit einer Depression nichts für sein Erleben und Verhalten kann. Es stellt sich nicht an, es ist nicht faul, träge oder bequem. Das Kind kann die Depression nicht willkürlich „abstellen“. Gut gemeinte Ratschläge, wie „sei fröhlich“, „sei glücklich“, „du hast so schöne Spielsachen“, „spiel mit deinem Bruder“ sind nicht wirksam, sondern können dazu führen, dass Ihr Kind sich noch schlechter fühlt. Die elterliche Unterstützung im Alltag ist in jedem Fall entscheidend und körperliche Aktivitäten und Anregungen können sehr hilfreich sein. In vielen Fällen wird eine Therapie notwendig sein.

Ein junges Kind mit Depression kann bei seinen Eltern erhebliche Schuldgefühle auslösen. Typische Fragen, die viele Eltern sich stellen, sind: „Was habe ich falsch gemacht? Was habe ich übersehen? Bin ich zu früh zum Arbeiten zurückgekehrt? Ist das Kind zu früh in die Kinderkrippe gekommen? Bin ich eine schlechte Mutter oder ein schlechter Vater?“. Solche Schulgefühle sind jedoch niemals hilfreich, da sie Eltern in ihren Möglichkeiten einschränken, ihrem Kind zu helfen. Es ist wichtig, dass Eltern ihr Kind in der aktuellen Situation unterstützen. Ein Grübeln über die Vergangenheit und Schuldzuweisungen werden Eltern aber davon abhalten, ganz für Kind da zu sein. Wie später in diesem Buch noch ausführlich dargestellt werden wird, können Eltern auch in dieser schwierigen Situation ihrem Kind wichtige Hilfen geben.

Ängste

Auch Ängste können normal und hilfreich sein. Sie sind Warnsignale und haben eine Schutzfunktion vor gefährlichen Situationen. Durch adäquate Ängste vermeiden Kinder beispielsweise Unfälle und andere negative Erfahrungen. Kinder mit leicht ausgeprägten Ängsten sind häufig auch sozial kompetenter, d. h. sie kommen mit anderen Kindern besser zurecht, da sie meist weniger aggressiv sind.

In allen Altersgruppen gibt es vorübergehende Ängste, die völlig normal sind. Weit verbreitet sind in allen Altersgruppen Trennungsängste. Je jünger ein Kind ist, umso normaler ist das Auftreten einer Trennungsangst. Unauffällig ist es auch, wenn Kinder Ängste vor Dunkelheit und Gewitter haben. Solche Ängste kommen sehr häufig vor. Auch

Ängste vor großen Hunden sind völlig angemessen und wirken sich evtl. sogar bei jungen Kindern schützend aus, vor allem, wenn sie schon schlechte Erfahrungen mit Hunden gemacht haben. Ein Abwarten in sozialen Situationen ist häufiger hilfreich und adäquater als ein distanzloses Zugehen auf fremde Menschen. Grübeln und Nachdenken sind an sich auch nicht negativ. Auch unter jungen Kindern gibt es schon „kleine Philosophen", die über die „großen Fragen" des Lebens nachdenken. Sie wollen diesen Fragen auf den Grund gehen und nicht mit oberflächlichen Antworten der Erwachsenen abgespeist werden.

Das Temperament spielt auch bei Ängsten eine große Rolle. Es gibt Kinder, die schon von klein auf Schwierigkeiten haben, sich mit neuen Situationen anzufreunden und mit erhöhter Ängstlichkeit reagieren. Elterliche Ängste können als Modell dienen und von Kindern übernommen werden. Auch negative Lebensereignisse können die Angstbereitschaft erhöhen.

Im Gegensatz zur Depression, die sich grundsätzlich von einer Trauer unterscheidet, unterscheiden sich Angststörungen lediglich im Schweregrad, in der Häufigkeit, in der Dauer und in Bezug auf das Ausmaß an Einschränkungen im Alltag von normalen Ängsten. Nur wenn diese Zusatzbedingungen erfüllt sind, sollte man von einer Angststörung sprechen. Auch sollte möglichst immer die genaue Form der Angststörung festgestellt werden.

Bei Angststörungen sind gut gemeinte Ratschläge und Aufforderungen wie „sei nicht ängstlich", „reiß dich zusammen", „sei kein Baby" oder „deine Schwester kann das schon lange" nicht hilfreich, da Kinder (und Erwachsene) ihre Ängste nicht „per Knopfdruck" abstellen können. Es gibt jedoch viele Möglichkeiten, wie Eltern Kinder mit Ängsten unterstützen können, beispielsweise indem sie ihr Kind ermutigen, sich neuen Situationen auszusetzen, neue Erfahrungen zu machen, und darauf bestehen, dass es den Kindergarten oder die Sportgruppe besucht und sich mit Freunden trifft. Diese und viele andere Ratschläge werden in einem späteren Kapitel noch ausführlich behandelt. Nur wenn diese Formen der Unterstützung nicht ausreichen, sind eine gezielte Beratung und gegebenenfalls eine Therapie angesagt.

1.3.2 Wie häufig treten Depressionen und Angststörungen im Vorschulalter auf?

Wie mehrere Studien zeigen konnten, sind etwa 2 bis 3 % aller drei- bis fünfjährige Kinder von einer depressiven Störung betroffen. Depressive Symptome dagegen sind sehr viel häufiger und betrafen in einer eigenen Studie 5,7 % aller sechsjährigen Kinder. Depressive Störungen sind damit seltener als bei Schulkindern (ca. 3 %) und viel seltener als bei Jugendlichen (5 bis 6 %). Je älter die Kinder sind, umso häufiger treten Depressionen auf, d. h. selbst im Vorschulalter sind die Fünfjährigen (3 %) häufiger betroffen, als die Dreijährigen (unter 1 %). Im Vorschulalter haben Jungen wie auch Mädchen ähnlich häufig eine Depression, während bei Schulkindern und bei Jugendlichen mehr Mädchen unter einer Depression leiden.

Im Vergleich zur Depression sind die Angststörungen noch sehr viel häufiger und betreffen 7 bis 9 % aller Vorschulkinder. Jüngere Kinder im Alter von 2 bis 3 Jahren haben seltener Angststörungen (2 bis 3 %) als ältere Vier- bis Fünfjährige (11 %). In einer bekannten amerikanischen Studie, die besonders sorgfältig durchgeführt wurde, war die generalisierte Angststörung mit 6,5 % bei zwei- bis fünfjährigen Kindern am häufigsten. Die anderen Angststörungen waren etwa gleichhäufig: die Trennungsangst betraf 2,4 %, die soziale Phobie 2,1 % und die spezifische Phobie 2,3 % der Kinder. Diese Unterformen werden später im Buch noch ausführlicher behandelt.

Diese Zahlen zeigen, dass depressive und Angststörungen bei jungen Kindern vorkommen, sie werden jedoch häufig übersehen, obwohl die Kinder dringend Hilfe benötigen würden. Dies zeigte sich auch bei Überweisungen an unsere Spezialambulanz für psychische Störungen bei Vorschulkindern, die an der Klinik für Kinder- und Jugendpsychiatrie, Psychosomatik und Psychotherapie des Universitätsklinikum des Saarlandes angesiedelt ist. In der Spezialambulanz wurden inzwischen weit über 700 Kinder untersucht und behandelt. Die ersten 299 Fälle wurden im Rahmen einer Studie genauer ausgewertet (Equit et al., 2011). Hier zeigte sich, dass jeweils 20 % der Kinder eine Aufmerksamkeitsdefizit-/Hyperaktivitätsstörung (ADHS) und 20 % eine Störung des Sozialverhaltens hatten, aber nur 8 % der Kinder hatten eine

Angststörung. Eine depressive Störung lag bei keinem dieser 299 Kinder vor. Erst in den letzten Jahren wurden nun auch vermehrt Kinder mit Depression an die Spezialambulanz überwiesen.

1.3.3 Welche Folgen haben Depressionen und Angststörungen für betroffene Kinder?

Wie schon mehrfach erläutert, sind Kinder mit einer depressiven Störung im Alltag erheblich beeinträchtigt. Studien konnten zeigen, dass sie neue Situationen vermeiden, weniger begeisterungsfähig sind und weniger positive Erfahrungen machen. Auch konnte eine neue Studie zeigen, dass der Langzeitverlauf einer depressiven Störung eher ungünstig ist. 64 % der Vorschulkinder mit einer Depression hatten diese noch nach sechs Monaten, 40 % sogar noch nach 24 Monaten (Luby et al., 2009). Bei einer Depression im jungen Alter handelt es sich also nicht um eine vorübergehende Störung. Ein chronischer Verlauf oder Rückfälle sind typisch.

Auch die Angststörungen führen zu erheblichen Beeinträchtigungen im Alltag. In einer neuen amerikanischen Studie der Arbeitsgruppe um Sara J. Bufferd konnte gezeigt werden, dass auch junge Kinder mit Angststörungen eine hohe Wahrscheinlichkeit haben, diese beizubehalten (Bufferd et al., 2012). Von 462 dreijährigen Kindern hatten 19,3 % eine Angststörung, im Alter von sechs Jahren waren es noch 15,6 %. Die Wahrscheinlichkeit, dass ein dreijähriges Kind mit sechs Jahren immer noch eine Angststörung hat, war um das Vierfache erhöht. Dies galt auch für die einzelnen Subtypen der Angststörungen. Man kann deshalb davon ausgehen, dass einzelne Störungen, wie die Trennungsangst oder die generalisierte Angststörung ähnlich ungünstig verlaufen wie die Depression.

Bezogen auf den derzeitigen Forschungsstand ist das Erkennen von Depression und Angststörungen bei jungen Kindern von hoher Bedeutung, da die Kinder darunter leiden und in ihrer Entwicklung eingeschränkt sind. Darüber hinaus gibt es für beide Störungsgruppen gute Behandlungsmöglichkeiten.

Nach dieser kurzen, allgemeinen Übersicht werden in den folgenden Kapiteln zunächst die Depression, dann die Angststörungen bei jungen Kindern ausführlich behandelt. Viele Aspekte des ersten Kapitels werden nochmals aufgegriffen und vertieft. Es geht darum, die Depression und Angst bei jungen Kindern wirklich zu verstehen und das stille, unsichtbare Leiden nicht zu übersehen. Die Kapitel vermitteln zudem auch praktische Hinweise zum Umgang mit Depression und Angststörungen im Kleinkindalter, zeigen therapeutische Hilfsmöglichkeiten auf und geben Anregungen dazu, wie Eltern und Erzieher den Kindern helfen können.

2 Depression bei jungen Kindern

2.1 Normale Trauer – verlängerte Trauerreaktion – depressive Störung

Im Folgenden wird darauf eingegangen, wie sich normale Trauer von einer länger anhaltenden Trauer unterscheidet und wodurch eine depressive Störung gekennzeichnet ist.

2.1.1 Wenn Kinder traurig sind: normale Trauer

Traurig sein, sich niedergeschlagen und schlapp fühlen, wenig Lust haben und sich über nichts richtig freuen, das gehört bei allen Menschen zur alltäglichen Gefühlswelt. Normalerweise handelt es dich dabei nur um vorübergehende Stimmungen. Trauern ist eine angeborene und natürliche, seelische Reaktion. Sie muss nicht erst gelernt werden. Alle Menschen sind einmal traurig und niedergeschlagen, erschöpft, müde und gereizt.

Dagegen kann eine Depression im Vorschulalter bei Eltern vielfältige Gefühle auslösen. Eltern wünschen sich, dass ihr Kind fröhlich und glücklich ist. Wenn dies nicht der Fall ist und das eigene Kind depressiv ist, führt dies bei Eltern oft zu Schuldgefühlen und Selbstzweifeln (z. B. „Verbringe ich genug Zeit mit meinem Kind?“, „Schadet es, wenn ich arbeiten gehe und das Kind zu einer Tagesmutter gebe?“, „Bin ich zu viel unterwegs und zu wenig zu Hause?“).

Eine Depression im Vorschulalter kann Eltern an ihren Fähigkeiten als Eltern zweifeln lassen. Sie kann Eltern auch selbst traurig machen. Eltern unterbreiten ihrem depressiven Kind ständig neue Hilfsangebote, erzielen aber damit keinen Erfolg. Infolgedessen fühlen sie sich dann erschöpft und entmutigt.

Ein depressives Kind zu haben, kann auch Ängste bei den Eltern auslösen. So befürchten sie beispielsweise, dass ihr Kind in seinem ganzen Leben nicht mehr glücklich und zufrieden sein wird. Eltern haben auch Angst vor sozialer Ächtung oder Mitleid. Depressionen im Vorschulalter sind als Störungsbild nicht bekannt, entsprechend reagiert die Umwelt häufig mit Unverständnis.

Es kommt auch vor, dass Eltern wütend auf ihr depressives Kind sind. Durch die Wut werden dann die eigenen Schuldgefühle der Eltern oft noch verstärkt, denn sie fragen sich, wie sie auf ihr trauriges Kind auch noch wütend sein können. Sich einzugestehen, dass das eigene Kind depressiv ist, kann sehr schmerzhaft für Eltern sein. Um sich vor diesem Schmerz zu schützen, leugnen Eltern manchmal die Depression ihres Kindes.

Die Diagnose Depression kann Eltern aber auch entlasten. Endlich haben sie eine Erklärung für die Verhaltensauffälligkeiten ihres Kindes und können sich gezielt Hilfe holen. Oft werden die stillen, zurückgezogenen Verhaltensweisen eines Kindes jedoch falsch interpretiert. Eltern denken, mit ihrem Kind sei alles in Ordnung. In Wirklichkeit ist es aber traurig. Auf diese Weise kann depressives Verhalten übersehen werden.

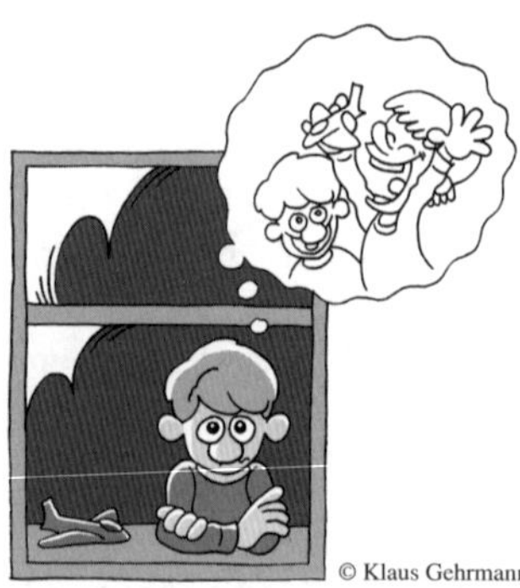

Erkennbar ist Traurigkeit meist am Weinen des Kindes. Die Gründe für Traurigkeit können vielfältig sein. Trauer tritt meist nach einem Trennungs- und Verlusterlebnis auf. Verluste gehören zum menschlichen Leben dazu. Jeder Mensch wird im Laufe seines Lebens damit konfrontiert. Veränderungen und Verluste im Leben müssen betrauert werden. Traurig kann das Kind beispielsweise sein, wenn sein Haustier gestorben, sein bester Freund umgezogen oder seine Lieblingspuppe kaputt gegangen ist.

Traurigkeit in Folge eines solchen Erlebnisses ist eine natürliche und gesunde Reaktion. Es ist wichtig, dass sich das Kind mit dem Verlust auseinandersetzt, dass es weint und sich immer wieder an den Verlust erinnert und darüber redet. Dies hilft ihm bei der Verarbeitung des Verlusterlebnisses.

Merke: Normale Trauer

Trauerreaktionen treten vor allem nach Trennungs- und Verlusterlebnissen auf. Es handelt sich dabei um natürliche und gesunde Reaktionen. Das Weinen, die Erinnerung an und das Reden über den Verlust hilft dem Kind dabei, das Verlusterlebnis zu verarbeiten.

Nicht jedes traurige Kind muss dann gleich eine Depression entwickeln. Nicht jede traurige Stimmung ist somit eine depressive Störung. Viele Merkmale einer Depression, wie Reizbarkeit, Traurigkeit, Unzufriedenheit, Antriebsmangel und sozialer Rückzug, können auch normale Entwicklungsphänomene im Vorschulalter sein. Sie können entwicklungsbedingt auftretende Phänomene sein, die vorübergehen. Kindliche Trauer ist somit eine normale, entwicklungsangemessene Reaktion.

Kinder weinen auch nicht immer nur dann, wenn es von ihnen „erwartet" wird, was zu Irritationen im Umfeld führen kann. Junge Kinder wollen in den Momenten traurig sein dürfen, die sie für richtig halten.

2.1.2 Wie zeigt sich eine verlängerte Trauerreaktion?

Eine verlängerte Trauerreaktion entwickelt sich oft als Reaktion auf kritische Lebensereignisse, anhaltenden Stress oder schwierige Lebensumstände. Solche belastende Lebensereignisse sind beispielsweise der Tod eines Angehörigen, Trennung oder Scheidung der Eltern und Umzug an einen anderen Ort. Schwierige Lebensumstände und anhaltender Stress können durch finanzielle Probleme oder häufige Konflikte innerhalb der Familie oder zwischen den Ehepartnern entstehen. Zwischenmenschliche Konflikte mit Gleichaltrigen oder zwischen Eltern und Kind können ebenfalls eine große Belastung für das Kind darstellen. Dies kann zu großer emotionaler Verunsicherung auf Seiten des Kindes führen. Es kann in der Folge mit depressiven Symptomen reagieren. Das Kind fühlt sich wenig unterstützt, allein und traurig. Besonders schwierig wird es dann für das Kind, wenn es sich die Schuld für die Ereignisse gibt und nur wenig emotionalen Halt innerhalb der Familie hat.

Kritische Lebensereignisse und schwierige Lebensumstände müssen jedoch nicht zwangsläufig zu depressiven Symptomen führen. Ob ein Kind depressive Symptome entwickelt, ist von einerseits seiner Fähigkeit, mit Stress umzugehen, abhängig und andererseits von seiner familiären Unterstützung. Eine verlängerte Trauerreaktion aufgrund von Belastungen sollte von einer Depression im Vorschulalter unterschieden werden. Bei einer verlängerten Trauerreaktion ist normalerweise ein direkter Zusammenhang mit einer besonderen Stresssituation zu erkennen, sie tritt in direktem Zusammenhang nach einem solchen Erlebnis auf, sie dauert mindestens zwei Wochen, häufig jedoch hält sie wesentlich länger an.

Die Depression unterscheidet sich von der verlängerten Trauerreaktion hinsichtlich der Ausprägung und dem Schweregrad der Symptomatik, nicht jedoch hinsichtlich der Dauer. So ist für die Diagnose der Depression auch eine Mindestdauer von zwei Wochen erforderlich.

Von einer verlängerten Trauerreaktion spricht man nach dem bereits erwähnten Klassifikationssystem „Zero to Three“ dann, wenn mindestens drei der folgenden acht Symptome über eine Dauer von mindestens zwei Wochen auftreten (vgl. Zero to Three, 2005):

- Das Kind weint, ruft und sucht nach der abwesenden Bezugsperson.
- Das Kind nimmt die Versuche von anderen Personen, ihm Trost zu spenden, nicht an.
- Das Kind zieht sich emotional zurück (Lethargie), hat einen traurigen Gesichtsausdruck und zeigt mangelndes Interesse an altersangemessenen Aktivitäten.
- Das Kind hat Essstörungen.
- Das Kind leidet unter Schlafstörungen.
- Es kommt zu einem Entwicklungsstillstand, zu einer Regression oder sogar zu einem Verlust erworbener Fähigkeiten.
- Das Spektrum an Gefühlsausdrücken ist eingeschränkt.
- Bei Erinnerungen an den Verlust zeigt das Kind ausgeprägte Auffälligkeiten wie Gleichgültigkeit, ein teilweises Vergessen, eine extreme Empfindlichkeit gegenüber allen Erinnerungen, einschließlich von Gegenständen und eine starke emotionale Reaktion gegenüber allen Trennungs- und Verlustthemen, auch wenn diese nur entfernt mit dem Verlustereignis verknüpft sind.

Für die Diagnose einer verlängerten Trauerreaktion ist es zudem wichtig, dass das Kind in seinen Alltagsfunktionen beeinträchtigt sein muss und dass die Symptome für den größten Teil des Tages, an den meisten Tagen für eine Dauer von mindestens zwei Wochen vorhanden sein müssen.

Wie bereits dargestellt, können lang andauernde Trauerreaktionen sehr belastende Erfahrungen sein. Häufig ist eine Beratung und in schweren Fällen eine Behandlung hilfreich. Im Gegensatz zur „normalen" Trauer dienen lang andauernde Trauerreaktionen nicht der Verarbeitung eines Verlustes, sondern beeinträchtigen diese eher.

2.1.3 Die depressive Störung

Der Begriff Depression wird für sehr unterschiedliche Beschreibungen verwendet. Im normalen Sprachgebrauch wird mit der Depression oft ein alltägliches Gefühl der Traurigkeit bezeichnet. Eine Depression geht aber über das normale Maß an Traurigkeit hinaus. Depression ist eine psychische Störung, die Gefühle, Denken und Verhalten eines Menschen zutiefst beeinflusst. Depressive Störungen sind ein ernst zu nehmendes Gesundheitsproblem. Nicht selten haben Depressionen im Erwachsenenalter bereits Vorläufer im Kindesalter.

Eine Depression zeichnet sich durch bedrückte Stimmung, Interessensverlust, Freudlosigkeit und Antriebsverminderung aus. Zusätzlich sind oft die Konzentration, die Aufmerksamkeit, das Selbstwertgefühl und -vertrauen vermindert. Weitere Symptome umfassen eine erhöhte Ermüdbarkeit, Schuldgefühle, Gefühl von Wertlosigkeit, pessimistische Zukunftsgedanken, Schlaf- und Appetitstörungen, Gewichtsabnahme und Suizidgedanken. Der Alltag des Kindes ist durch diese Symptome sehr beeinträchtigt. Depression im Vorschulalter stellt ein schwerwiegendes, nicht zu unterschätzendes Phänomen dar.

Noch vor 30 Jahren glaubte man, dass das Krankheitsbild der Depression vor der Pubertät aufgrund der fehlenden kognitiven Reife nicht auftreten kann. Erst in den 1980er und 1990er Jahren begann sich ein ge-

gensätzliches Konzept durchzusetzen, welches davon ausging, dass auch Kinder eine Depression entwickeln können.

Eine Depression im Vorschulalter erweist sich oft viel schwerwiegender als im Erwachsenenalter. Ein Grund hierfür ist, dass sich die Depression häufig eher in verborgener Form zeigt. So treten je nach Alter und Entwicklungsstand sehr verschiedene Symptome auf, welche nicht unbedingt auf eine Depression schließen lassen. Eine Depression im Vorschulalter ist einer Depression im Erwachsenenalter ähnlich, unterscheidet sich allerdings in einigen wesentlichen Punkten.

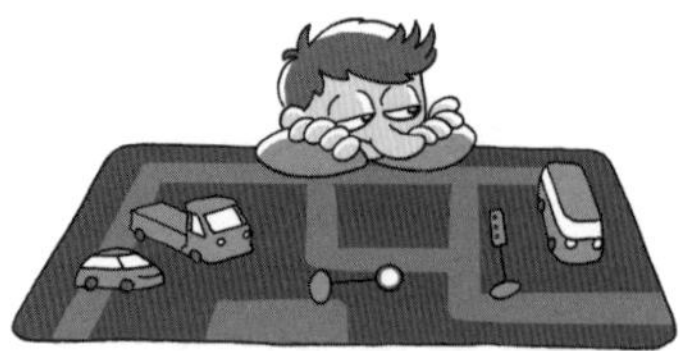
© Klaus Gehrmann

Bei jungen Kindern ist eine Depression insbesondere durch die Symptome der Anhedonie, sowie der Traurigkeit und Reizbarkeit gekennzeichnet. Eine Anhedonie äußert sich vor allem darin, dass die Kinder die Freude an Aktivitäten und Spielen fehlt. Insbesondere das Spielverhalten von depressiven Kindern ist beeinträchtigt. Betroffene Kinder zeigen im Spiel eine geringere Kooperation, mehr Vermeidung, weniger Begeisterung und weniger positive Erfahrung. Dies äußert sich beispielsweise darin, dass ein Kind nicht mehr mit seiner Lieblingspuppe spielt, nur noch still und ohne Antrieb dasitzt und kein Interesse mehr an Spielen oder Unternehmungen hat, die es früher immer sehr gern gemacht hat. Das Kind lässt sich für nichts mehr begeistern.

Merke:

Die Anhedonie ist das wichtigste Kennzeichnen einer Depression im Kleinkind- und Vorschulalter, insbesondere von schweren Formen der Depression.

Bemerkenswert ist, dass sowohl Reizbarkeit als auch Traurigkeit relativ unspezifische Merkmale für eine Depression im Vorschulalter darstellen. Schuldgefühle, Erschöpfung und ein geringer Selbstwert sind gleichfalls kennzeichnend für eine Depression. Zusätzlich sind oft Schlaf- und Konzentrationsprobleme vorhanden. Depressive Vorschulkinder zeigen auch kognitive Einschränkungen, psychomotorische Unruhe und eine Veränderung des Appetits bzw. Gewichts. Daneben kann auch eine Beschäftigung mit dem Tod oder mit Selbstmord im Spiel, in Worten oder in Aktivitäten beobachtet werden.

Von einer Depression im Vorschulalter spricht man dann, wenn mehrere Symptome über mehr als zwei Wochen vorliegen. Darüber hinaus müssen die Symptome besonders ausgeprägt sein und deutlich von der allgemeinen Grundstimmung abweichen. Die Symptome müssen mit deutlichen emotionalen Belastungen und Einschränkungen einhergehen und unabhängig von belastenden Ereignissen und situationsübergreifend auftreten. Laut dem Klassifikationssystem „Zero to Three" kennzeichnen folgende Merkmale eine Depression im Vorschulalter (vgl. Zero to Three, 2005):

- Das Kind hat für den größten Teil des Tages an den meisten Tagen über einen Zeitraum von mindestens zwei Wochen eine depressive oder gereizte Stimmung. Das Kind äußerst sich entsprechend oder die depressive Stimmung kann so beobachtet werden.
- Das Kind zeigt an den meisten Tagen eine deutlich reduzierte Freude oder ein reduziertes Interesse an fast allen Aktivitäten.
- Es kommt zu einem bedeutsamen Gewichtsverlust oder einer Gewichtszunahme, es zeigt sich ein deutlicher Appetitmangel oder eine mangelnde Gewichtszunahme.
- Es kommt zu Schlaflosigkeit oder übermäßigem Schlafen.
- Es zeigt sich eine Ermüdung oder ein Energieverlust.
- Das Kind hat Gefühle der Wertlosigkeit oder unangemessene Schuldgefühle, die es spielerisch oder verbal ausdrückt.
- Über mehrere Tage hinweg zeigt sich eine eingeschränkte Denkfähigkeit, eine Konzentrationsstörung oder Unentschlossenheit.
- Es kommt zu wiederholten Anspielungen an Themen von Tod und Selbstmord oder zu Versuchen der Selbstverletzung. Diese Anspielungen können sich in Gedanken, in Aktivitäten, im Spiel oder in Form von Handlungen ausdrücken.

Es gibt nicht „die" Depression im Vorschulalter. Depressionen können sich gerade im Vorschulalter sehr unterschiedlich und individuell äußern.

Depressionen im Vorschulalter treten häufig gleichzeitig mit anderen Störungen, z. B. einer Aufmerksamkeitsdefizit-/Hyperaktivitätsstörung

(ADHS), einer oppositionellen Störung und mit Angststörungen auf. Amerikanische Studien von Luby und Mitarbeitern zeigen (Luby et al., 2003a), dass 42 % der Kinder mit einer depressiven Störung auch eine Hyperaktivität, 62 % eine oppositionelle Störung und 41 % beide Diagnosen aufwiesen. Nur 28 % hatten eine zusätzliche Angststörung. Das gleichzeitige Auftreten von einer depressiven und einer Hyperaktivitätsstörung und/oder oppositionellen Störung bedeutet allerdings keine Verschlechterung der Symptomatik – im Gegenteil: Kinder mit beiden Diagnosen waren in ihrer Funktionsfähigkeit, z. B. in Bezug auf das Spielen, deutlich weniger eingeschränkt als Kinder mit „nur" einer depressiven Störung. Dies bedeutet, dass eine zusätzliche Hyperaktivitätsstörung und/oder oppositionelle Störung als Schutzfaktor anzusehen ist und teilweise hilft, die depressionsbedingten Einschränkungen auszugleichen – und nicht, wie erwartet, zu einer Verschlimmerung der Depression führt.

Neben der Anhedonie, die eine große Rolle bei Depressionen im Kleinkind- und Vorschulalter spielt, zeigen sich bei depressiven Vorschulkindern im zeitlichen Verlauf insgesamt auch mehr Unterschiede in der Stimmung im Vergleich zu depressiven älteren Kindern, Jugendlichen und Erwachsenen.

Falls Sie mögliche Anzeichen einer Depression bei Ihrem Kind feststellen, ist eine professionelle Abklärung bei einem Kinder- und Jugendlichenpsychotherapeuten oder einem Facharzt für Kinder- und Jugendpsychiatrie und Psychotherapie zu empfehlen. Das gleichzeitige Auftreten von Depression und anderen Störungen, wie z. B. Hyperaktivität, Angstsymptomen und oppositionellen sowie entwicklungsbedingten Phänomene, sollte beachtet werden.

Der Kinder- und Jugendlichenpsychotherapeut oder der Facharzt für Kinder- und Jugendpsychiatrie und Psychotherapie führt dann mit Ihnen und mit Ihrem Kind ein ausführliches Gespräch, um sich ein genaues Bild von Ihrem Kind zu verschaffen. Zur Diagnostik einer Depression im Vorschulalter kann neben allgemeinen Fragbögen ein kurzer, speziell zur Erfassung von Depression entwickelter Fragebogen mit 20 Items eingesetzt werden, die „Preschool Feelings Checklist" (Luby et al., 2004). Weitere Untersuchungen wie Entwicklungs- und Intelligenztests können hilfreich sein. Bei der Diagnostik depressiver Störungen legen Fachleute besonderen Wert auf die Beobachtung des Spielens der Kinder und auf das Einholen von kindlichen Selbstbeurteilungen in Form eines Interviews. Eine körperliche kinderärztliche Untersuchung sollte in jedem Fall erfolgen. Die Grundlagen der Abklärung wurden bereits im ersten Kapitel ausführlicher besprochen.

2.2 Depression

2.2.1 Der Stand der Forschung

Die internationale Depressionsforschung im Vorschulalter ist noch relativ neu. Über depressive Störungen sind weniger Studien durchgeführt worden als über beispielsweise hyperaktive oder aggressive Störungen, obwohl sie ähnlich häufig auftreten. So liegt laut Studien die Rate an externalisierenden Störungen, also Störungen, die durch „sichtbare" Verhaltensprobleme auffallen (z. B. ADHS, oppositionelle Störungen), bei bis zu 16,8 %. Die Rate an internalisierenden, also „stillen" und „unsichtbaren" Störungen (z. B. depressive oder Angststörungen) liegt bei bis zu 14,9 %.

Die geringe Beschäftigung mit depressiven Störungen bei jungen Kindern liegt zum Teil daran, dass man früher davon ausging, dass die typische Symptomatik einer Depression vor der Pubertät nicht auftreten kann. Man nahm an, dass Vorschulkinder von ihrer Entwicklung her nicht reif genug sind, eine Depression zu entwickeln. Man ging davon aus, dass depressive Symptome sich eher indirekt durch verdeckte Symptome, wie z. B. körperliche Beschwerden, Aggression usw., zeigen würden.

Inzwischen hat die Forschung der letzten Jahre aber gezeigt, dass die Diagnose einer depressiven Störung bereits ab dem Alter von drei Jahren gestellt werden kann und dass sie sich mit typischer Symptomatik zeigt. Die Depression nimmt mit zunehmendem Alter zu und ist bei älteren Kindern häufiger. Das Geschlechterverhältnis ist im Vorschulalter ausgeglichen. Ferner konnte nachgewiesen werden, dass die Diagnose eine hohe Stabilität über einen längeren Zeitraum aufweist und mit erheblichen sozialen Beeinträchtigungen einhergeht. Es ist deshalb sehr wichtig, depressive Störungen so früh wie möglich zu diagnostizieren, da sie meist einen chronischen und rezidivierenden Verlauf nehmen, wenn sie spät diagnostiziert werden.

2.2.2 Welche Ursachen gibt es?

Nach heutigem Wissensstand spielen sowohl genetische und biologische Faktoren als auch Einflüsse aus der Beziehungsumwelt als Risikofaktoren für die Entwicklung einer Depression eine wichtige Rolle. Man spricht von einem multifaktoriellen Geschehen, d. h. die verschiedenen Faktoren wirken aufeinander ein. Die verschiedenen Faktoren können dabei unterschiedlich zusammenwirken – oft verstärken sie sich in ihrer Wirkung gegenseitig. Welche Faktoren jeweils im Vordergrund stehen, muss im Einzelfall geklärt werden. Es lässt sich jedoch nie mit absoluter Sicherheit feststellen, was genau die Depression verursacht hat.

Genetische Veranlagung

Genetische Faktoren spielen bei der Entstehung einer Depression eine wichtige Rolle. Kinder mit depressiven Eltern haben ein besonderes Risiko, selbst depressiv zu werden. Eine genetische Belastung kann zu einem Ausbruch der Störung führen, muss aber nicht. Eine genetische Veranlagung erhöht lediglich die Wahrscheinlichkeit, an einer Depression im Vorschulalter zu erkranken.

Wenn enge Verwandte unter einer Depression leiden, ist das Risiko, selbst eine Depression zu entwickeln, erhöht. Den vielleicht eindeutigsten Beweis dazu liefern Zwillingsstudien. Da die Erbanlagen bei eineiigen Zwillingen identisch sind, besteht bei ihnen eine sehr viel größere Wahrscheinlichkeit, dass sie dieselben genetisch bedingten Krankheiten entwickeln, als dies bei zweieiigen Zwillingen der Fall ist. Auch die Umwelt spielt eine wichtige Rolle. Wachsen eineiige Zwillinge gemeinsam auf, besteht im Erkrankungsfall eine höhere Wahrscheinlichkeit, dass beide depressive Symptome entwickeln als bei eineiigen Zwillingen, die in unterschiedlichen Haushalten groß werden. Jedoch ist auch bei solch getrennt aufwachsenden eineiigen Zwillingen die Wahrscheinlichkeit, dass beide an einer Depression erkranken, deutlich höher als bei zweieiigen Zwillingen, die gemeinsam aufwachsen.

Umweltfaktoren

Insgesamt kann man davon ausgehen, dass genetische Faktoren etwa zu 40 bis 50 % dafür verantwortlich sind, dass sich eine depressive Störung entwickelt. Dies bedeutet, dass Umweltfaktoren eine wichtige Rolle zukommt. Neben der genetischen Veranlagung spielen bei jungen Kindern bei der Entstehung einer Depression noch viel stärker als bei älteren Kindern Erfahrungen in der Beziehung mit den Eltern eine Rolle. Ein besonders bedeutsamer Risikofaktor ist die mütterliche, in geringerem Maß auch die väterliche Depressivität. Depressive Mütter sind aufgrund ihrer psychischen Störung stark belastet. Sie sind dadurch häufig weniger gut in der Lage, angemessen auf die emotionalen Bedürfnisse ihrer Kinder einzugehen. Durch die eigene Belastung können depressive Mütter sich oft weniger gut auf ihre Kinder einstellen, nehmen kindliche Signale nicht adäquat wahr, reagieren weniger einheitlich und positiv, möglicherweise sogar ablehnend und vernachlässigend. In Studien konnten bei Säuglingen und bei Kleinkindern von depressiven Müttern weniger positive, jedoch mehr negative Gefühle nachgewiesen werden.

Eltern sollten aber auf gar keinen Fall Schuldgefühle aufgrund einer eigenen Depression entwickeln. Stattdessen ist es wichtig, die Depression zunächst als solche zu erkennen und sich dann Hilfe zu suchen. Wenn Sie selbst an einer Depression leiden, sollten Sie sich in Behandlung begeben. Depressionen bei Erwachsenen können gut mit Psychotherapie und – im Gegensatz zu Vorschulkindern – auch mit Medikamenten behandelt werden. Durch Ihre eigene Behandlung helfen Sie Ihrem Kind entscheidend.

Selbstverständlich haben nicht alle depressiven Mütter auch depressive Kinder und nicht alle depressiven Kinder depressive Mütter. Kinder depressiver Mütter haben jedoch in vielfacher Weise ein erhöhtes Risiko, an einer Depression zu erkranken. Kinder depressiver Mütter sind durch die genetische Belastung anfälliger für eine Depression. Eltern, die unter Depressionen leiden, sind, wie bereits erwähnt, häufig nicht in der Lage, adäquat auf die emotionalen Bedürfnisse ihrer Kinder einzugehen. Zudem beobachten Kinder das depressive Verhalten ihrer Eltern und ahmen es nach.

Biologische Faktoren

Signale des Gehirns werden durch elektrische Impulse und durch chemische Botenstoffe (Neurotransmitter) an den Schnittstellen (Synapsen) der Nervenzellen weitergeleitet. Bestimmte chemische Prozesse im Gehirn können an der Entstehung der Depression beteiligt sein. Die chemischen Botenstoffe Serotonin und Noradrenalin regulieren die Stimmung eines Menschen. Es wird davon ausgegangen, dass bei einer Depression bestimmte Botenstoffe weniger vorhanden sind und dadurch die Weiterleitung von Signalen beeinträchtigt ist. Insbesondere ein Mangel an Serotonin wird für die Entstehung und Aufrechterhaltung einer Depression verantwortlich gemacht. Auch andere Botenstoffe wie Noradrenalin und Dopamin spielen bei der Stimmungsregulation eine wichtige Rolle. Möglicherweise sind diese Auffälligkeiten genetisch mit bedingt. Andererseits können sie auch Ausdruck, Begleiterscheinung oder Folge einer depressiven Entwicklung sein, d. h. durch die Depression bedingt sein.

Neuere Studien von Luby und Mitarbeitern (2003b) konnten zeigen, dass sich bei Vorschulkindern mit Depression Veränderungen der Stresshormone nachweisen lassen. Auch in Kernspinaufnahmen des Gehirns zeigten Vorschulkinder eine veränderte Reaktion, wenn ihnen Bilder von Menschen mit einem unglücklichen Gefühlsausdruck gezeigt wurden (Gaffrey et al., 2011). Ohne auf alle Einzelheiten einzugehen, unterstreichen diese Studien, dass selbst bei jungen Kindern die Depression nicht eine leichte Störung ist, sondern mit nachweisbaren biologischen Veränderungen einhergeht.

Entwicklungsstörungen

Junge Kinder mit umschriebenen Störungen der motorischen Entwicklung, des Sprechens und der Sprache haben ein deutlich erhöhtes Risiko für eine depressive Störung. Wenn ein Kind motorisch ungeschickt ist, eine undeutliche Aussprache hat oder sogar Probleme mit der Satzbildung hat, benötigt es natürlich eine gezielte Frühförderung, Logopädie und Krankengymnastik. Oft wurde dabei bisher übersehen, dass diese Kinder besonders anfällig für depressive Symptome und Störungen sind.

In einer eigenen Studie zur Depression von Vorschulkindern konnten wir diesen Aspekt erstmals nachweisen (Fuhrmann et al., 2014). Das Risiko für eine Depression war sowohl bei Kindern mit motorischen als auch mit einer sprachlichen Entwicklungsstörungen dreifach erhöht.

Bei Johannes, einem vier Jahre und einem Monat alten Jungen, fand sich diese typische Kombination von einer depressiven Störung sowie einer Störung der Motorik und der Sprache:

Beispiel: Johannes
Über Johannes wird berichtet, dass er im Kindergarten alleine spielt, keinen Kontakt zu Gleichaltrigen aufnimmt und gelegentlich so erscheint, als wenn er in einer Fantasiewelt leben würde. Er hat keine Freunde und zeigt geringe soziale Kompetenzen. In größeren Gruppen erscheint er orientierungslos und überfordert.

Johannes hatte vor dem Kindergarten keinen Kontakt zu Gleichaltrigen. Nachdem die Probleme im Regelkindergarten nicht zu übersehen waren, wechselte er in einen integrativen Kindergarten. Dadurch verbesserte sich sein Verhalten etwas. Er ist immer noch zurückhaltend, passiv, kann sich nur kurz konzentrieren, wirkt verträumt und zieht sich zurück.

Beim Erstkontakt verhielt sich Johannes vermeidend, schüchtern und vermied den Blickkontakt. Er zeigte eine wenig differenzierte Mimik und suchte die Nähe der Mutter. Er zeigte nicht nur Ausspracheprobleme, sondern ausgeprägte grammatikalische Auffälligkeiten. Seine Intelligenz lag im unterdurchschnittlichen Bereich.

Es wurde empfohlen, mit Johannes zunächst eine Sprachheilbehandlung wegen seiner Sprachstörungen und eine Ergotherapie wegen seiner motorischen Probleme durchzuführen. Die Mutter wurde angewiesen, ihn im Alltag durch klare Anweisungen zu führen und Anregungen zu vermitteln. Dadurch kam es zu einer Besserung der Gesamtproblematik.

Psychosoziale Belastungsfaktoren

Bei der Entstehung einer Depression im Vorschulalter spielen vor allem psychologische und soziale Belastungsfaktoren eine entscheidende Rolle. Dazu zählen familiäre Risikofaktoren, wie z. B. Verlust- und Trennungserlebnisse (Tod, Trennung und Scheidung etc.), ungünstige Erziehungs- und Beziehungserfahrungen (geringe emotionale Unterstützung, mangelnde Fürsorge, Ablehnung, Feindseligkeit, Vernachlässigung, Missbrauch, Misshandlung etc.), kritische Lebensereignisse (Arbeitslosigkeit der Eltern etc.). So konnte in der oben erwähnten eigenen Studie nachgewiesen werden, dass Vorschulkinder ein 2,5-fach höheres Risiko für eine Depression hatten, wenn ihre Eltern sich getrennt hatten (Fuhrmann et al., 2014).

Beispiele für psychosoziale Belastungsfaktoren sind Verlust- und Trennungserlebnisse:

- *Tod.* Der Tod einer nahestehenden Bezugsperson ist eine sehr belastende Erfahrung für Kinder im Vorschulalter. Sie reagieren mit Trauer, was eine normale Reaktion darstellt. Wenn die Trauer in Umfang und Ausmaß sehr lange anhält und das Kind im Alltag deutlich beeinträchtigt ist, kann eine verlängerte Trauer sogar in eine Depression übergehen.
  Viele Kinder im Vorschulalter halten den Tod für ein zeitlich begrenztes, umkehrbares Ereignis. Das Vorschulkind versteht noch nicht vollständig, was Sterben bedeutet. Kinder können sich zwar unter Weggehen und längerem Wegbleiben etwas vorstellen, wissen aber aufgrund ihrer Erfahrungen, dass wichtige Bezugspersonen immer wieder zurückkommen. Kinder begreifen daher häufig noch nicht die Endgültigkeit des Todes. Häufig halten sich Vorschulkinder auch für schuldig am Tod einer Bezugsperson. Grund hierfür ist das „magische Denken“ im Vorschulalter, d. h. Zusammenhänge wer-

den nicht logisch erklärt, sondern intuitiv. Ein Kind kann beispielsweise davon überzeugt sein, dass der Opa gestorben ist, weil es zuletzt nicht folgsam war und nicht getan hat, was der Opa von ihm wollte.
Auch der Tod von Haustieren kann junge Kinder intensiv beschäftigen. Sie können fragen, wie es dem Tier jetzt im Grab geht und sich darum sorgen, ob es auch genug zu essen hat. Diese kindliche Fragen sollte man auf jeden Fall ernst nehmen und dem Kind Zeit zum Trauern geben.

- *Trennung und Scheidung:* Wenn Eltern sich trennen, kann sich dies sehr verunsichernd auf Vorschulkinder auswirken. Wenn ein Elternteil geht, sind sie oft nicht sicher, ob der andere nicht auch gehen wird. Das Kind kann sich fragen: „Vielleicht geht Mama (Papa) nicht jetzt, aber möglicherweise irgendwann". Auch können Kinder im Vorschulalter aufgrund ihres „magischen Denkens" die Schuld für die Trennung der Eltern bei sich suchen. Sie glauben, dass die Eltern sich trennen, weil sie irgendwann einmal etwas falsch gemacht haben (z. B.: „Hätte ich mehr mein Zimmer aufgeräumt, hätte es nicht immer solchen Streit gegeben!").
Oft ist es jedoch nicht die Trennung der Eltern selbst, die sich als einzelnes Ereignis traumatisch auf Kinder auswirkt. Meist sind es eher die der Trennung vorrausgehenden Faktoren und deren Folgen. Im Vorfeld sowie nach der Trennung treten in vielen Familien länger anhaltende Meinungsverschiedenheiten, Unstimmigkeiten und Streitigkeiten auf, die sich ungünstig auf die Entwicklung der Kinder auswirken können. Wenn getrennte Eltern sich um das Kind streiten, den anderen Elternteil „schlecht machen" und das Kind in ihren Streit einbeziehen, gerät das Kind in große psychische Schwierigkeiten. Eine häufige Folge sind sogenannte „Loyalitätskonflikte", d. h. Konflikte, zu welchem Elternteil das Kind mehr halten soll. Unter solchen Loyalitätskonflikten leiden viele Kinder erheblich und wissen keine Lösung dafür. Auch die mit einer Scheidung oft verbundenen ökonomischen und sozialen Folgen, wie z. B. ein Umzug, finanzielle Probleme und ein verändertes soziales Umfeld, können sich als sehr belastend für Kinder erweisen.

Neben kritischen Lebensereignissen spielen auch alltäglicher Stress und lang andauernde, chronische Belastungen (Umzüge, körperliche

Krankheit, lang andauernde familiäre Probleme, soziale Benachteiligung etc.) eine Rolle für die psychische Gesundheit des Kindes. Viele belastende Lebensereignisse gehen oft mit alltäglichem Stress einher. So wirkt beispielsweise eine elterliche Depression überwiegend als alltäglicher Stress auf Kinder ein, da ihre Eltern in ihrer Beziehungsfähigkeit beeinträchtigt sind.

Faktoren, die bei der Entstehung einer Depression eine Rolle spielen:

- *Genetische Veranlagung:* Kinder, deren enge Verwandte unter einer Depression bzw. psychischen Störung leiden, haben ein erhöhtes Risiko dafür, selbst depressiv zu werden.
- *Umweltfaktoren:* Insbesondere bei jungen Kindern spielt die Beziehung mit den Eltern, die erlebte Unterstützung und Stabilität, eine große Rolle.
- *Biologische Faktoren:* Chemische Botenstoffe (Neurotransmitter) regulieren die Stimmung eines Menschen. Ein Mangel bzw. ein Ungleichgewicht bei bestimmten Botenstoffen kann zur Entstehung und Aufrechterhaltung einer Depression beitragen.
- *Entwicklungsstörungen:* Junge Kinder mit Entwicklungsstörungen sind besonders anfällig für depressive Symptome und Störungen.
- *Psychosoziale Belastungsfaktoren:* Verlust- und Trennungserlebnisse, ungünstige Erziehungs- und Beziehungserfahrungen, kritische Lebensereignisse, alltäglicher Stress und lang andauernde chronische Belastungen tragen in Form von psychologischen und sozialen Belastungsfaktoren zur Entstehung von Depressionen im Vorschulalter bei.

Kinder bewältigen Belastungen in unterschiedlicher Form. Manche Kinder bleiben trotz Stress und belastenden Lebensereignissen psychisch stabil, andere reagieren auf vergleichsweise geringe Belastung mit psychischen Problemen. Wie schon oben erwähnt, kann sich aufgrund eines belastenden Erlebnisses eine „normale“ Trauer, eine verlängerte Trauerreaktion oder eine Depression entwickeln. Ob aber tatsächlich eine Depression entsteht, hängt auch von Schutzfaktoren, den sogenannten protektiven Faktoren, ab. Schutzfaktoren erhöhen die Widerstandskraft des Kindes und können so selbst schwere Risikofaktoren abmildern und neutralisieren.

Schutzfaktoren:

Mögliche Faktoren, die vor depressiven Entwicklungen schützen, sind beispielsweise:

- eine stabile soziale Unterstützung durch Eltern, Erzieher, Freunde,
- ein konsequenter, emotional warmer und unterstützender Erziehungsstil, der Autonomie und Selbstständigkeit fördert,
- ein ausgeglichenes kindliches Temperament und
- gute kognitive und sprachliche Fähigkeiten.

Insgesamt ist das Zusammenwirken der Risiko- und Schutzfaktoren, also nicht die einzelnen Faktoren an sich, für die Entstehung einer Depression im Vorschulalter entscheidend. Die Wirkung der belastenden Faktoren wird dabei durch eigene Ressourcen beeinflusst. Je mehr Schutzfaktoren ein Kind besitzt, desto kleiner ist die Wahrscheinlichkeit, dass es bei Stress mit einer Depression reagiert.

2.3 Wie kann man Kindern mit einer Depression helfen?

2.3.1 Was können Eltern tun?

Als Eltern sind Sie die engsten Bezugspersonen Ihres Kindes und daher im Umgang mit der Depression Ihres Kindes am meisten herausgefordert. Dabei sind Sie vielleicht selbst psychisch belastet und fühlen sich überfordert.

Wenn Ihr Kind an einer Depression leidet, sollten Sie professionelle Hilfe in Anspruch nehmen. Machen Sie sich bewusst, dass Sie Ihr Kind zwar unterstützen, aber nicht selbst behandeln können. Dies ist die Aufgabe von Fachleuten. Sie können selbst jedoch vieles dazu beitragen, um das Leiden Ihres Kindes zu mildern. Im folgenden Kasten sind einige Regeln kurz zusammengefasst, die Sie im Umgang mit Ihrem depressiven Kind beachten sollten. Im Folgenden gehen wir auch noch ausführlicher auf die Punkte ein.

Regeln für den Umgang mit einem depressiven Kleinkind:

- Akzeptieren Sie die Depression Ihres Kindes.
- Beobachten Sie Ihr Kind.
- Seien Sie für Ihr Kind da.
- Nehmen Sie Ihr Kind als eigene Persönlichkeit wahr.
- Unterstützen Sie die sozialen Kontakte mit anderen Kindern.
- Unternehmen Sie etwas Angenehmes und Entspannendes mit Ihrem Kind.
- Verstärken Sie nicht depressives Verhalten Ihres Kindes.
- Stärken und ermutigen Sie Ihr Kind.
- Aktivieren Sie Ihr Kind.
- Pflegen Sie Rituale.
- Überdenken Sie Ihren Erziehungsstil.
- Bauen Sie äußeren Stress ab.
- Achten Sie auf sich.

Akzeptieren Sie die Depression Ihres Kindes

Versuchen Sie die Diagnose Depression bei Ihrem Kind zu akzeptieren. Leugnen Sie sie nicht und tun Sie nicht so, als sei alles in Ordnung. Reden Sie sich auch nicht ein, es sei eine Phase, die wieder vorübergeht. Auch wenn die Traurigkeit Ihres Kindes für Sie nicht nachvollziehbar erscheint, ist es hilfreich, dem Kind seine Gefühle aufrichtig und mitfühlend zurückzumelden. Sie können beispielsweise zu Ihrem Kind sagen, dass Sie bemerken, dass es traurig ist. Machen Sie Ihrem Kind deutlich, dass seine Gefühle echt und berechtigt sind. Dies bedeutet schon Trost und Anerkennung für Ihr Kind und hilft ihm, sich selbst zu regulieren. Ihr Kind fühlt sich dann wahrgenommen und in seiner Traurigkeit verstanden. Versuchen Sie sich in Ihr Kind hineinzuversetzen und zu verstehen, was das Kind traurig machen könnte.

Beobachten Sie Ihr Kind

Im Gegensatz zu älteren Kindern fällt es Vorschulkindern noch schwer, sich sprachlich auszudrücken. Ihre Sorgen und Probleme können sie eher im Spiel zum Ausdruck bringen. Junge Kinder drücken ihre Gefühle in Geschichten oder Fantasiespielen aus, indem sie Puppen oder Tierfiguren symbolisch für sich sprechen lassen. Dazu ist es oft wichtig, dass Kinder bestimmte Spielsequenzen immer wieder durchspielen. Lassen Sie Ihrem Kind Zeit dazu. Manche depressive Kinder zeigen allerdings oft keine Freude mehr am Spiel oder sonstigen Aktivitäten, die ihnen früher Spaß gemacht haben. Suchen Sie deshalb mit Ihrem Kind nach Aktivitäten, die Ihr Kind jetzt bevorzugt und bestärken Sie Ihr Kind, seine Gefühle im Spiel auszudrücken.

Seien Sie für Ihr Kind da

Nehmen Sie sich im Alltag Zeit und nutzen und genießen Sie die gemeinsamen Stunden. Ihr Kind muss spüren, dass Sie für es da sind, auf es eingehen und möglichst gedanklich bei ihm sind. Wenn Ihr Kind spürt, dass Sie Zeit haben und ansprechbar sind, wird es von sich aus auf Sie zukommen, um über eigene Erlebnisse zu sprechen. Wenn Eltern Zeit für Ihre Kinder aufbringen, signalisiert dies dem Kind „Ich bin wichtig“ und „Ich bin nicht alleine.“

In der gemeinsam verbrachten Zeit sollte das Kind möglichst bestimmen können, was gespielt und unternommen wird. Dabei kommt es nicht auf die Häufigkeit und Dauer der gemeinsamen Zeit mit Ihrem Kind an, sondern auf die Qualität. Sie können die gemeinsame Zeit mit Ihrem Kind beispielsweise fest in Ihrem Wochenplan einplanen (z. B. feste Spielzeiten vor dem Abendessen). Regelmäßige Spielzeiten von 10 bis 15 Minuten Dauer (oder länger) sind für Ihr Kind hilfreicher als seltene, unregelmäßige und unvorhersehbare. Die gemeinsame Zeit ermöglicht es Ihnen, mit Ihrem Kind auch ins Gespräch zu kommen.

Hören Sie zu, reden Sie miteinander. Vermeiden Sie jedoch Fragen wie „Was ist los?“. Das setzt Ihr Kind nur unnötig unter Druck. Ihr Kind wird Ihnen darauf keine Antwort geben können. Selbst viele Erwachsene sind mit dieser Frage überfordert und wissen darauf keine Antwort. Vorschulkinder besitzen noch keine ausgeprägte Fähigkeit zur Selbstreflexion. Sie sind sich Ihrer eigenen Befindlichkeit noch nicht voll bewusst und können sie daher noch nicht sprachlich ausdrücken. Vorschulkinder sind allerdings schon fähig, zu beurteilen, ob sie ein fröhliches oder trauriges Kind sind. Kinder sprechen allerdings nur, wenn sie bereit dazu sind.

Sie können auch anhand von Kinderbüchern mit Ihrem Kind ins Gespräch kommen. Ein schönes Beispiel hierfür wäre das Bilderbuch „Wie der kleine Rosa Elefant einmal traurig war und wie es ihm dann besser ging“ von Monika Weitze. Hier wird den Kindern sehr kindgerecht der Umgang mit Trauer demonstriert. Es werden dem Kind drei Dinge zur Bewältigung der Trauer aufgezeigt: zu weinen, bis sich die Regenwolken der Traurigkeit ausgeleert haben; den großen Kummer zu erzählen, bis es sich mit ihm nicht mehr alleine fühlt; und schließlich dem verlorenen Freund in seinem Herzen einen Platz zu geben, bis es wieder lachen und sich für neue Freunde und Erlebnisse öffnen kann.

Ein Buch zum Thema Sorgen und Nöte, die Kinder aller sozialen Schichten haben können, ist „Sofie im Sorgenlabyrinth“ von Erika Meyer-Glitza. In diesem Buch werden Kindern altersgerecht Auswege aus dem Labyrinth der Traurigkeit aufgezeigt, z. B. bei Scheidung, Krankheit, Mobbing, Schüchternheit oder der Arbeitslosigkeit der Eltern (weitere Buchempfehlungen finden Sie im Anhang des Ratgebers auf Seite 165).

Nehmen Sie Ihr Kind als eigene Persönlichkeit wahr

Zeigen Sie Verständnis und Mitgefühl für die Depression Ihres Kindes. Machen Sie sich aber bewusst, dass es seine Depression ist und nicht Ihre. Ihr Kind muss seine Grenzen spüren können, ohne sich um das Befinden seiner Eltern kümmern zu müssen. Ihre Aufgabe ist es, sich um Ihr Kind zu kümmern und nicht umgekehrt. Sie müssen akzeptieren, dass Ihr Kind traurig ist, seine Zeit und seinen Raum benötigt, um wieder gesund zu werden.

Unterstützen Sie die soziale Kontakte mit anderen Kindern

Ermuntern Sie Ihr depressives Kind dazu, sich mit anderen Kindern zu treffen oder diese einzuladen. Fördern Sie Kontakte zu Gleichaltrigen, um dem Rückzug Ihres Kindes entgegenzuwirken. Laden Sie Kinder zu sich nach Hause ein oder suchen Sie Orte auf, wo sich Gleichaltrige aufhalten (z. B. Spielplätze). Bitten Sie auch den Kindergarten oder andere Eltern um Unterstützung. Freundschaften schließen Vorschulkinder beim Spielen oder gemeinsamen Unternehmungen. Freunde und Gleichaltrige sind sehr wichtig für die sozial-emotionale Entwicklung. Der Kontakt zu Gleichaltrigen bereitet dem Kind Spaß und verschafft Erfolgserlebnisse.

Unternehmen Sie etwas Angenehmes und Entspannendes mit Ihrem Kind

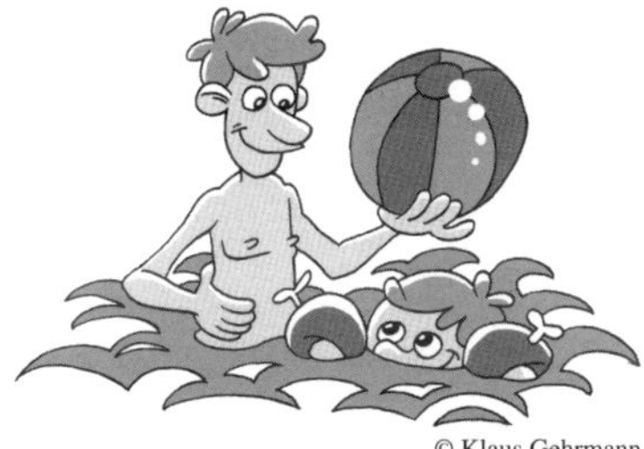
© Klaus Gehrmann

Überlegen Sie gemeinsam mit dem Kind, was ihm Spaß macht oder früher schon einmal Freude bereitet hat. Richten Sie sich nach den Wünschen Ihres Kindes. Es müssen keine aufwendigen, kostspieligen Unternehmungen sein. Ein Ausflug mit stundenlanger Autofahrt ist sicherlich weder für Sie noch für Ihr Kind eine Entspannung. Oft genügt es, gemeinsam in der häuslichen Umgebung zu spielen oder gemeinsame sportliche Betätigungen zu unternehmen, wie z. B. schwimmen, Rad fahren oder Ball spielen. Gemeinsame Aktivitäten schaffen positive Gefühle und stärken die Beziehung zum Kind.

Verstärken Sie nicht depressives Verhalten Ihres Kindes

Nehmen Sie depressives Verhalten Ihres Kindes ernst und trösten Sie es, gehen Sie allerdings nicht auf dieses Verhalten Ihres Kindes übermäßig ein, indem Sie sich besonders viel Zeit nehmen, wenn Ihr Kind traurig oder gereizt ist.

Wenn Ihr Kind traurig ist, benötigt es Schutz und Trost. Hilfe zur Selbstständigkeit ist eine gute Sache, mit Trost sollten Sie aber nicht sparen, wenn das Kind danach sucht. Trost bedeutet Schutz und die Versicherung, dass das Kind so von Ihnen akzeptiert wird, wie es ist.

Versuchen Sie Ihr Kind von der Traurigkeit abzulenken, und verstärken Sie es, wenn es spielt, sich freut und aktiv ist. Sie können Ihrem Kind immer wieder die positiven Momente und Erfolge vor Augen führen und diese auf diese Weise fördern. Hierzu können Sie ein abendliches Ritual mit Ihrem Kind einführen, bei dem Sie zusammen mit Ihrem Kind überlegen, was es heute Schönes erlebt hat oder geschafft hat. Sprechen Sie auch aufrichtig darüber, was Ihnen gut an Ihrem Kind gefallen hat und worüber Sie sich gefreut haben.

Stärken und ermutigen Sie Ihr Kind

Vermitteln Sie Ihrem Kind immer wieder, dass es liebenswert ist, unabhängig von seinem Verhalten. Seinem Kind zu sagen, dass man es lieb hat und wertschätzt, können Eltern nicht oft genug tun. Es müssen nicht immer Worte sein, um Zuneigung und Wertschätzung auszudrücken, es können auch nonverbale Signale sein, wie Blicke, Gesten oder Berührungen.

Sorgen Sie auch für Erfolgserlebnisse, die das Selbstwertgefühl Ihres Kindes stärken. Machen Sie sich die Stärken Ihres Kindes bewusst und fördern Sie diese. Weisen Sie Ihr Kind auf die Fähigkeiten hin, die es bereits besitzt. Nehmen Sie beispielsweise ein Blatt Papier und notieren Sie dort die Überschrift: „Was ich alles kann“. Ihr Kind soll Ihnen dann mitteilen, was Sie aufschreiben sollen. Stellen Sie das, was Ihr Kind kann und Ihnen auflistet, am besten in Form von Symbolen dar. Wenn dem Kind kein geeignetes Symbol dafür einfällt, machen Sie ihm Vorschläge. Das Kind sollte jedoch immer mit dem Symbol einverstanden sein, bevor Sie das Symbol aufmalen.

Ermutigen Sie Ihr Kind. Ermutigung stärkt das Selbstbild des Kindes, vermittelt ihm wieder mehr Sicherheit, seinen Weg zu gehen. Übertragen Sie Ihrem Kind kleine Aufgaben (z. B. im Haushalt), bei denen es sich selbstwirksam erlebt. Fragen Sie Ihr Kind, für welche Aufgabe es sich verantwortlich fühlen will, damit es sich innerhalb der Familie als wichtig erlebt. Manche Eltern nehmen ihren Kindern zu viel ab und nehmen ihnen damit die Möglichkeit, etwas Neues zu lernen. Neu erlernte Fertigkeiten erzeugen bei Kindern Stolz und mehr Selbstsicherheit. Loben Sie Ihr Kind angemessen, wenn Ihr Kind etwas Neues erlernt hat, Aufgaben im Haushalt erfüllt oder beispielsweise etwas gebaut oder gemalt hat. Sagen Sie Ihrem Kind, dass Sie stolz auf es sind und worüber Sie sich freuen.

Aktivieren Sie Ihr Kind

Depressive Kinder ziehen sich zurück, gehen seltener schönen Aktivitäten nach und spielen weniger mit Gleichaltrigen. Es ist ihnen oft langweilig, sie haben weniger Bestätigung von außen und Erfolgserlebnisse. Die Förderung von Unternehmungen und Aktivitäten (z. B. Sport treiben) verbessert die Stimmung und vermindert Anspannungen im Körper. Es werden Glücksgefühle ausgelöst, sogenannte Endorphine ausgeschüttet. Viele Studien haben gezeigt, dass sportliche, körperliche Aktivitäten der Depression entgegenwirken, d. h. sie sind antidepressiv.

Ermuntern Sie deshalb Ihr Kind, sich zu bewegen, raus zu gehen, Rad zu fahren. Jede Art von sportlicher Betätigung tut Ihrem Kind gut. Es geht auch nicht darum, dass Ihr Kind ein neues Hobby anfängt, sondern es reichen oft kleine, alltägliche Dinge, an denen Ihr Kind Freude hat.

Geben Sie Ihrem Kind Anregungen und sammeln Sie gemeinsam mit ihm einige Ideen. Ihr Kind kann dann selbst entscheiden, welcher Aktivität es nachgehen möchte, es benötigt aber noch Ihre Begleitung und Unterstützung. Bei der Förderung von Aktivitäten geht es darum, dass das Kind etwas Schönes unternimmt, in irgendeiner Weise aktiviert und damit seine Stimmung verbessert wird. Diese Aktivitäten können Sie zusammen mit Ihrem Kind als festen Bestandteil in den Wochenplan integrieren. Sie können gemeinsam mit Ihrem Kind auch überlegen, ob es gerne einem Verein oder einer Gruppe beitreten möchte.

Pflegen Sie Rituale

Führen Sie Rituale für Ihr Kind in Ihrem Alltag ein. Rituale geben Ihrem Kind Sicherheit und Halt. Beispiele sind das Vorlesen vor dem Zubettgehen oder die gemeinsame Spielzeit. Auch ein regelmäßiger

Tagesablauf mit festen Zeiten für das Aufstehen, die Mahlzeiten und die Schlafenszeiten vermittelt Ihrem Kind ein Gefühl von Orientierung und Voraussagbarkeit.

Auch der Kindergarten sollte regelmäßig besucht werden. Gerade wegen des geringen Antriebes und der traurigen Stimmung ist es für depressive Kinder besonders wichtig, einen regelmäßigen Tagesablauf aufrechtzuerhalten bzw. einzuführen. Wenn Sie sich bemühen, Routine im Alltag einzubauen, bieten Sie Ihrem Kind damit Halt. Sie vermitteln Ihrem Kind dadurch, dass Sie fähig sind, das Leben Ihres Kindes zu stabilisieren.

Überdenken Sie Ihren Erziehungsstil

Ein konsequenter Erziehungsstil vermittelt Ihrem Kind Sicherheit und Halt im Leben. Schonen Sie das Kind aber nicht. Sie können versucht sein, Ihr depressives Kind vor allem Negativem zu bewahren. Diese Schutzhaltung kann jedoch zu Unselbstständigkeit führen. Ihr Kind muss auch lernen, wie es mit Frustration umgehen soll.

Vermitteln Sie Ihrem Kind Selbstwertgefühl durch Lob und Anerkennung. Kritisieren Sie unerwünschtes Verhalten, machen Sie dem Kind dabei deutlich, dass Sie zwar sein Verhalten in dieser bestimmten Situation, nicht aber das Kind als gesamte Person ablehnen.

Eine zu strenge, überkritische und regelorientierte Erziehung verunsichert Ihr Kind und bestätigt es in seiner negativen Selbstwahrnehmung. In bester Absicht weisen Eltern oft nur auf falsches oder ungeschicktes Verhalten ihres Kindes hin. Viele Eltern betrachten dies als ihre Erziehungsaufgabe. Doch zu viel Kritik macht Kinder selbstunsicher, denn sie bekommen dann das Gefühl, nie etwas gut zu machen. Dem Kind wird der Mut genommen, es noch einmal zu probieren und so mit der Zeit, geschickter zu werden.

Auch wenn Ermahnungen und Zurechtweisungen immer mal wieder notwendig sind, ist Loben dennoch wichtiger. Gerade für traurige Kinder ist es sehr ungünstig, wenn sie oft mit ihren Schwächen konfrontiert werden und das, was sie gut können, nicht wahrgenommen wird. Seien Sie also für Ihr Kind ein Vorbild im Umgang mit Gefühlen, Fehlern und Misserfolgen. Vorschulkinder leben noch in großer Abhängigkeit von der Erwachsenenwelt. Sie nehmen die Werte und Normen auf, die in der Familie vermittelt werden. Machen Sie Ihrem Kind vor, wie man mit Gefühlen, Misserfolgen und Fehlern umgeht. Machen Sie Ihrem Kind Mut und vertrauen Sie ihm.

Bauen Sie äußeren Stress ab

Belastungsfaktoren können zur Entstehung einer Depression im Vorschulalter führen. Zu großer Stress, wie dauernde Streitigkeiten und Auseinandersetzungen der Eltern, kann ein Kind überfordern. Halten Sie daher auch nach möglichen Belastungen im Umfeld und im Alltag Ihres Kindes Ausschau, die seine Bewältigungsmöglichkeiten übersteigen und es eventuell sehr belasten. Dabei geht es nicht darum, Ihr Kind zu sehr zu schonen, sondern lediglich darum, es nicht unangemessen zu fordern. Voraussetzung für eine gesunde kindliche Entwicklung ist, dass das Kind adäquat gefordert und gefördert wird.

Achten Sie auf sich

Ein depressives Kind kann Eltern leicht überfordern. Sie machen sich Sorgen und haben vielleicht auch Schuldgefühle. Perfekte Eltern gibt es nicht. Eltern werden nicht für das Elternsein ausgebildet. Kein Wunder, dass Eltern Fehler machen. Fehler sind erlaubt. Fehler macht jeder. Doch in Selbstvorwürfen zu verharren hilft Ihrem Kind nicht. Wenn Sie einen Fehler gemacht haben, stehen Sie dazu, versuchen ihn wieder gut zu machen und es das nächste Mal besser zu machen. Statt sich für Fehler in der Vergangenheit schuldig zu fühlen, sollten Sie nach vorne auf jeden neuen Tag und die Zukunft schauen.

Behalten Sie auch Ihre eigenen Interessen und Bedürfnisse im Auge. Nehmen Sie sich Zeit für sich und achten Sie auf Ihre eigene Befindlichkeit. Sorgen Sie dafür, dass es Ihnen als Eltern gut geht und Sie ausgeglichen sind. Sie können Ihrem Kind nicht helfen, wenn Sie selbst überfordert und erschöpft sind. Es ist wichtig, sich um die eigene Stabilität und psychische Gesundheit zu kümmern. Suchen Sie sich Unterstützung und möglicherweise auch fachliche Hilfe, wenn Sie sich sehr überfordert fühlen. Versuchen Sie, ein normales Leben weiterzuführen und sich auf den Alltag zu konzentrieren und sich nicht zu sehr von der Depression Ihres Kindes bestimmen zu lassen.

Die Verarbeitung von belastenden Lebensereignissen unterstützen

Wenn Ihr Kind belastendende Lebensereignisse, wie Trennungs- und Verlusterlebnissen, verarbeiten muss, können folgende Ratschläge hilfreich sein:

Tod. Da Vorschulkinder noch nicht dazu fähig sind, die Endgültigkeit des Todes zu begreifen, sollte man anhand von konkreten Beispielen (z. B. „Oma wird nicht mehr mit dir in den Zoo gehen.") dem Kind vermitteln, dass eine enge Bezugsperson nicht mehr wiederkommt. Sagen Sie nicht, dass die Bezugsperson eingeschlafen ist, sonst hat das Kind vielleicht Angst davor, selbst nicht mehr aufzuwachen. Bei jüngeren Kindern kann eine solche Erklärung zu einer realen Angst vor dem Einschlafen führen.

Versuchen Sie, Ihrem Kind die Ursache für den Tod möglichst klar und kindgerecht zu erklären. Sie können beispielsweise sagen, dass die Oma so krank war, dass sie sterben musste. Versichern Sie dem Kind auch, dass es nicht schuld am Tod ist. Nicht selten sind Kinder im Vorschulalter nämlich davon überzeugt, dass bestimmte Dinge nur passieren, weil sie es sich gewünscht haben.

Verstecken Sie Ihre eigene Trauer nicht vor dem Kind. Es ist hilfreich für ein Kind, wenn Sie ein Vorbild dafür sind, Gefühle zu zeigen. Ihr Kind muss die Erfahrung machen, dass Trauern ein ganz normaler, natürlicher Prozess ist. Kindern hilft es, wenn Sie Ihre Trauer offen zeigen und thematisieren können. Sprechen Sie aber nicht andauernd von dem Todesfall, nur wenn das Kind Ihnen Fragen stellt oder die Situation es erfordert.

Kinder profitieren von Angeboten, über ihre Gefühle zu reden, sollten aber nicht dazu gedrängt werden. Antworten Sie auf Kinderfragen nach dem Tod in anschaulichen Bildern. Anhand eines Bilderbuchs (z.B. „Abschied von Opa Elefant: Eine Bilderbuchgeschichte über den Tod" von Isabel Abedi) können Sie Ihrem Kind Gelegenheit geben, über seine Trauer zu sprechen. Überfordern Sie Ihr Kind jedoch nicht mit zu vielen Informationen, die es möglicherweise noch nicht verarbeiten kann und auf die es emotional nicht vorbereitet ist.

Vermitteln Sie Ihrem Kind Stabilität und Kontinuität anhand eines geregelten Tagesrythmus und anhand von Ritualen. Trauernde Kinder benötigen einen normalen Alltag mit neuen und alten Aufgaben. Wenn Sie selbst sich nicht dazu in der Lage fühlen, nehmen Sie Hilfe von Verwandten und Freunden in Anspruch.

Erwarten Sie nicht, dass Ihr Kind unablässig traurig ist. Vorschulkinder trauern anders als Erwachsene, sie tun dies weniger kontinuierlich. Dies führt oft zu Irritationen bei Erwachsenen. Kinder sind jedoch häufig durch äußere Ereignisse viel zu abgelenkt. Sie sind vielleicht darüber verwundert, dass Ihr Kind angesichts des Todesfalles so ausgelassen spielt. Aber im Spiel verarbeitet das Kind seine Trauer. Hier hat es die Möglichkeit, unverarbeitete Trennungsgefühle auf eine für das Kind nachvollziehbare Weise zu verarbeiten. Das Kind kann sich im symbolischen Spiel von seiner Trauer distanzieren und sie schließlich verarbeiten.

Trennung und Scheidung. Teilen Sie Ihrem Kind in kindgerechter Form (abhängig von seinem Alter) mit, wenn Sie vorhaben, sich zu trennen, und bereiten Sie es auf die bevorstehende Trennung vor. Hierfür können Sie beispielsweise auch ein Bilderbuch zu Hilfe nehmen (z.B. „Fips versteht die Welt nicht mehr" von Jeannette Randerath). In diesem Buch versteht der kleine Dackelterrier Fips die Welt nicht mehr. Manchmal kläfft er seine Mama wütend an. Dann wieder dackelt er seinem Vater traurig hinterher. Und immer wieder fühlt er sich zwischen beiden hin- und hergerissen. Denn seine Eltern haben sich getrennt. Und Fips hat beide lieb. Zum Glück gibt es den alten Bruno. Der versteht Fips und hilft ihm sogar, sich selbst zu verstehen.

Wenn eine Trennung ohne angemessene Vorbereitung erfolgt, kann dies dazu führen, dass Kinder Beziehungen allgemein als unzuverlässig und wenig steuerbar erleben. Stellen Sie daher die Trennung von einem Elternteil als feststehende Tatsache und als reine Entscheidung der Erwachsenen dar. Alles andere verstärkt irrationale Erklärungsversuche und Schuldgefühle auf Seiten des Kindes. Grund hierfür ist das bereits erwähnte „magische Denken“ im Vorschulalter.

Sprechen Sie mit dem Kind in einer angenehmen, liebevollen Atmosphäre, dass Sie beide beschlossen haben, sich zu trennen. Versichern Sie Ihrem Kind, dass Sie aber dennoch beide immer für es da sein werden und es liebhaben. Ihrem Kind hilft es, wenn es erfährt, dass beide Elternteile den Kontakt zum jeweils anderen gut und wichtig finden und diesen Kontakt unterstützen.

Zeigen Sie Verständnis für Gefühle der Wut und Trauer bei Ihrem Kind. Akzeptieren Sie, dass Ihr Kind die Trennung nicht will, versuchen Sie daraufhin aber nicht, die Trennung zu ausschweifend zu erklären. Betonen Sie, dass Ihr Kind keinerlei Schuld an der Trennung trägt. Selbstverständlich sollten Sie sich vor Ihrem Kind nicht gegenseitig schlecht machen und abwerten.

Bauen Sie möglichst schnell wieder eine verlässliche Alltagsstruktur für das Kind auf. Dies vermittelt Ihrem Kind Sicherheit und Halt. Wenn Sie psychisch sehr durch die Trennung belastet sind, holen Sie sich Unterstützung bei Freunden oder Verwandten oder suchen Sie psychotherapeutische Hilfe auf.

Verwöhnen Sie Ihr Kind weder materiell noch emotional übermäßig, sondern erziehen Sie es weiterhin konsequent und verantwortungsvoll.

Verhalten Sie sich als Eltern kooperativ miteinander und signalisieren Sie Ihrem Kind, dass Sie verlässliche Eltern bleiben werden, die weiterhin immer gemeinsam für Ihr Kind da sind. Für die Entwicklung Ihres Kindes ist es sehr wichtig, wenn Sie wohlwollend in Erziehungsfragen kooperieren und sich regelmäßig über Ihr Kind austauschen, auch wenn Sie dies Überwindung kosten sollte. Sie brauchen dabei nicht über die Maßen harmonisch miteinander umzugehen, sonst fragt sich Ihr Kind noch, warum Sie sich überhaupt getrennt haben. Vermeiden Sie vor dem Kind aber offenen Streit, gegenseitige Abwertungen und Beschimpfungen. Sorgen Sie dafür, dass es offene, faire Auseinandersetzungen und Abmachungen gibt. Erwachsenenthemen und rechtliche Streitigkeiten sollten vom Kind ferngehalten werden. Es sollte nicht für eigene Zwecke missbraucht werden.

Je klarer Sie Rituale wie Besuchsregelungen praktizieren und je mehr Verlässlichkeit und Festigkeit im Alltag einziehen, umso weniger erlebt das Kind die Trennung als unüberschaubar und belastend. Manchmal kann es auch sinnvoll sein, Unterstützung von außen (z. B. Familienberatungsstelle, Jugendamt) anzunehmen.

2.3.2 Wie können Erzieherinnen und Erzieher helfen?

Viele Kinder besuchen meist ab dem 3. Lebensjahr den Kindergarten und machen in der Regel dort erstmals Erfahrungen außerhalb der Familie. Der Kindergarten wird neben der Familie damit zu einem wichtigen Lebensbereich des Kindes. Der Kontakt zu Gleichaltrigen und den Erziehern ist ein entscheidender Beitrag zur sozial-emotionalen Entwicklung des Kindes. Leidet ein Kind unter Depressionen kann diese dazu führen, dass ein eigentlich freudvoller Kindergartenbesuch verleidet wird und dies wiederum zu weiteren Belastungen führt. Traurige Kinder fallen Erzieherinnen und Erziehern häufig nicht so schnell auf. Anders als hyperaktive oder aggressive Symptome sind depressive Symptome nach außen hin nicht sofort erkennbar.

Im Kindergarten liegt der Schwerpunkt auf spielerischen Tätigkeiten. Insbesondere bei solchen Tätigkeiten können Merkmale einer Depression gut beobachtet werden. Gerade weil eine Depression im Vorschulalter nur schwer zu diagnostizieren ist, können Erzieherinnen und Erzieher einen wichtigen Beitrag zur Diagnostik leisten, indem sie auf Warnsignale, die auf eine Depression hinweisen können, achten:

Warnsignale: Anzeichen für Depressionen im Vorschulalter

Wenn ein Kind über einen längeren Zeitraum hinweg:

- seine negative Stimmung und seine Unlust (z. B. „Ich bin traurig.“) direkt verbal äußert,
- keine Freude beim Spielen oder anderen Aktivitäten im Kindergartenalltag zeigt bzw. primär alleine spielt,
- besonders traurig oder gereizt ist,
- häufig müde und antriebslos ist insgesamt weniger Aktivitäten zeigt,
- sich zurückzieht und keine Freunde hat, wenig Kontakt zu anderen Kindern/Erwachsenen sucht,
- Schuldgefühle oder Gefühle der Wertlosigkeit äußert oder wenig positive Selbstaussagen macht,
- seine negative Stimmung in nonverbaler Form zeigt (wenig Lachen, Weinen, wenig Mimik, Motorik und Gestik).

Erzieherinnen und Erzieher können einen wichtigen Beitrag dazu leisten, dass es depressiven Kindern wieder besser geht. Sie können für das Kind eine wichtige Stütze im Alltag sein, gerade wenn Eltern besonders belastet sind. Die psychotherapeutische Behandlung einer depressiven Störung muss aber natürlich von Fachleuten durchgeführt werden.

Im folgenden Kasten sind einige Regeln kurz zusammengefasst, die Erzieherinnen und Erzieher im Umgang mit einem depressiven Kind im Kindergarten beachten sollten. Im Folgenden gehen wir auch noch ausführlicher auf die einzelnen Punkte ein.

Regeln für den Umgang mit einem depressiven Kind im Kindergarten:

- Achten Sie auf depressive Symptome bei Kindern im Vorschulalter.
- Stärken Sie die Beziehung zum depressiven Kind.
- Ermöglichen Sie dem depressiven Kind Erfolgserlebnisse.
- Beziehen Sie das depressive Kind in das Spiel anderer Kinder mit ein.
- Fördern Sie nicht depressives Verhalten.
- Machen Sie spezielle Gruppenangebote.
- Suchen Sie einen engen Austausch mit den Eltern.

Achten Sie auf depressive Symptome bei Kindern im Vorschulalter

Seien Sie sensibel für psychische Auffälligkeiten im Vorschulalter. Eine Depression kann bereits ab dem 3.Lebensjahr festgestellt werden. Informieren Sie sich über mögliche Anzeichen psychischer Störungen im Vorschulalter. Schenken Sie den psychischen Befindlichkeiten und Stimmungen der Kinder Ihre Aufmerksamkeit. Wenn Sie Hinweise auf eine Depression bei einem Kind wahrnehmen, suchen Sie am besten das Gespräch mit den Eltern und besprechen Sie gegebenenfalls weitere Hilfsmöglichkeiten mit den Eltern.

Stärken Sie die Beziehung zum depressiven Kind

Bauen Sie einen guten Kontakt zum Kind auf und fühlen Sie sich in das Kind ein. Bieten Sie sich als Gesprächspartner für das Kind an. Nehmen Sie sich Zeit, wenn das Kind auf Sie zukommt und sich Ihnen mitteilen möchte. Zeigen Sie Verständnis und Mitgefühl, wenn das Kind traurig und gereizt ist. Hören Sie im Gespräch genau zu und sprechen Sie dem Kind seine Gefühle nicht ab.

Seien Sie einfach Tag für Tag für das depressive Kind da. Sorgen Sie für ein positives Klima im Kindergarten, damit sich die Kinder wohlfühlen. Fördern Sie das soziale Miteinander der Kinder untereinander, indem Sie klare Regeln und Vereinbarungen für den Umgang mit Problemen und Konflikten vereinbaren.

Ermöglichen Sie dem depressiven Kind Erfolgserlebnisse

Machen Sie sich und dem betroffenen Kind seine Stärken bewusst. Seien Sie dem Kind behilflich, seine individuellen Stärken und Fähigkeiten zu erkennen und fördern Sie diese gezielt. Sie können ein depressives Kind unterstützen, indem Sie es loben, es selbst in kleinen Bemühungen verstärken, dem Kind Erfolgserlebnisse ermöglichen und Hoffnung vermitteln. Wenn das Kind beispielsweise gern malt oder bastelt, machen Sie ihm entsprechende Angebote. Übertragen Sie dem

Kind kleine Aufgaben im Kindergartenalltag, damit das Kind sich als wichtiges Kindergartenmitglied und selbstwirksam erleben kann.

Es ist möglich, dass ein Kind im Hinblick auf seine Entwicklungsvorrausetzungen überfordert ist und spezieller Förderung bedarf. Gerade depressive Kinder haben gleichzeitig auch oft Entwicklungsverzögerungen im sprachlichen und motorischen Bereich. Gemeinsam mit den Eltern sollten Sie geeignete Maßnahmen und Fördermöglichkeiten (z. B. Frühförderung) überlegen.

Beziehen Sie das depressive Kind in das Spiel anderer Kinder mit ein

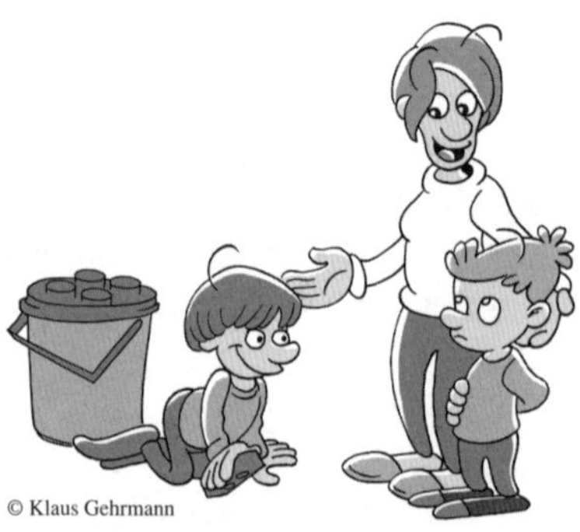

Depressive Kinder ziehen sich häufig zurück und spielen nicht mehr mit anderen Kindern. Sie zeigen keine Freude mehr am Spiel oder anderen Aktivitäten des Kindergartens. Aufgrund ihrer Stimmung sind sie auch nicht mehr interessante Spielpartner für andere Kinder, weshalb sich andere Kinder wiederum von ihnen zurückziehen. Das verstärkt die negative Selbstwahrnehmung des depressiven Kindes. Versuchen Sie das depressive Kind in das Spiel anderer Kinder zu integrieren oder machen Sie Angebote für die gesamte Gruppe. Helfen Sie dem depressiven Kind, von anderen akzeptiert zu werden.

Fördern Sie nicht depressives Verhalten

Schonen Sie das Kind nicht übermäßig. Beachten Sie trauriges und gereiztes Verhalten des Kindes nicht über Gebühr. Zeigen Sie konsequentes Verhalten im Umgang mit dem Kind und räumen Sie dem Kind keine Sonderposition in der Kindergartengruppe ein. Fordern und fördern Sie das Kind entwicklungsangemessen. Das Kind soll am normalen Kindergartenalltag teilnehmen.

Machen Sie spezielle Gruppenangebote

Bei älteren Vorschulkindern können Sie auch bestimmte Themen im Kindergartenalltag aufgreifen, wie z. B. den Ausdruck von Gefühlen, die Themen psychische Gesundheit, Freundschaft, soziales Miteinander und Hobbys. Hierzu eignen sich kreative Methoden, Spielkreise, Rollenspiele und Entspannungsübungen. Anhand des Kinderbuchs „Der Kummerkönig" (hrsg. von Wendepunkt e.V.), welches sich mit dem Thema Trauer beschäftigt und zusätzlich einen Ratgeber für Fachleute beinhaltet, können Sie beispielsweise ein Projekt im Kindergarten gestalten. Das Buch zeigt Kindern auf, dass es gesünder ist, ihren Kummer raus zu lassen und mit jemandem darüber zu sprechen. Hilfe leistet dabei der Kummerkönig, ein wuscheliger kleiner Kerl mit Krone. Dieser weckt und stärkt Mitgefühl und bietet ein Beispiel für Trost und Hilfe. Kindern wird erklärt, wie sie sich bei Kummer um sich selbst kümmern können. Der Kummerkönig kennt sich im Kummerland aus, in dem Depression, Gewalt, Vernachlässigung und Ausgrenzung zu finden sind. Er weiß, was Kindern hilft und wie es ihnen wieder gutgehen kann.

Suchen Sie einen engen Austausch mit den Eltern

Wenn Sie Auffälligkeiten bei einem Kind bemerken, sprechen Sie die Eltern darauf an. Bieten Sie Ihre Unterstützung an. Überlegen Sie gemeinsam mit den Eltern, welche weiteren Schritte eingeleitet werden sollten. Vereinbaren Sie mit den Eltern, sich bei Auffälligkeiten gegenseitig zu informieren. Bieten Sie auch an, für einen Austausch mit den in die Behandlung des Kindes eingebundenen Therapeuten zur Verfügung zu stehen. Häufig führt das Zusammenwirken der Unterstützung durch die Familie einerseits und der Begleitung durch den Kindergarten andererseits dazu, dass dem depressiven Kind geholfen werden kann, seine Depression zu bewältigen.

2.3.3 Therapeutische Hilfe für Kinder mit depressiven Störungen

Depressionen im Kleinkind- und Vorschulalter sind in vielen Fällen gut behandelbar. Wenn Ihr Kind Symptome einer Depression zeigt, sollten Sie fachliche, professionelle Hilfe aufsuchen. In den meisten Fällen ist eine ambulante Behandlung ausreichend. Als mögliche Anlaufstellen für eine Behandlung einer Depression im Vorschulalter kommen Kinder- und Jugendlichenpsychotherapeuten oder Fachärzte für Kinder- und Jugendpsychiatrie in Frage. Diese sind in eigener Praxis niedergelassen, in Kliniken, Sozialpädiatrischen Zentren oder Beratungsstellen beschäftigt. Adressen können Sie von Ihrem Kinderarzt, der Krankenkasse oder im Internet bekommen. Wenn der Psychotherapeut eine Kassenzulassung hat, werden die Kosten einer psychotherapeutischen Behandlung von der Krankenkasse übernommen. Auf Sie kommen also keine Kosten zu. Nach einer ausführlichen Diagnostik werden die Fachleute entscheiden, ob eine Psychotherapie notwendig ist oder lediglich eine Aufklärung über das Störungsbild mit anschließender Beratung ausreichend wäre oder ob weiteren Hilfen eingeleitet werden sollten, und falls ja, welche.

Psychotherapie ist die Haupttherapieform in der Behandlung der Depression im Vorschulalter. In den meisten Fällen ist eine ambulante Psychotherapie bei einem niedergelassenen Kinder- und Jugendlichenpsychotherapeuten oder Kinder- und Jugendpsychiater ausreichend. In besonders schweren Fällen ist eine teil- oder vollstationäre Psychotherapie notwendig. Dies ist dann der Fall, wenn die Symptome besonders schwer ausgeprägt sind, andere Störungen gleichzeitig auftreten oder besondere familiäre Belastungsfaktoren vorhanden sind.

Eltern-Kind-Interaktionstherapie

Eltern-Kind-Interaktionstherapien werden gegenwärtig als Methode der Wahl in der Therapie depressiver Vorschulkinder empfohlen. Die Eltern-Kind-Interaktionstherapie (PCIT) wurde für die Therapie von zwei- bis fünfjährigen Kindern und deren Eltern entwickelt (Luby et al., 2012). Sie besteht aus einer Kombination von Spiel- und Verhaltenstherapie sowie einem Elterntraining.

Der kindbezogene Teil der Therapie hat als Schwerpunkt eine Verbesserung der Eltern-Kind Beziehung. Eine liebevolle und unterstützende Beziehung zwischen Eltern und Kind wird durch eine Form der Spieltherapie angestrebt. Der elternbezogene Teil hat die Verbesserung der Erziehungskompetenzen durch eine Form der Spiel- und Verhaltenstherapie zum Ziel.

Die für depressive Kinder angepasste Form der Eltern-Kind-Interaktions-Therapie (PCIT-ED) basiert auf der Annahme, dass frühe emotionale Interaktionsstörungen das Risiko einer Depression erhöhen. Die Therapie hat einerseits die Verbesserung der Fähigkeit des Kindes zur Emotionsregulation und andererseits die Verbesserung der Fähigkeit der Bezugsperson, das Kind dabei adäquat zu unterstützen, zum Ziel. Schwerpunkt der Behandlung ist die Erhöhung der Fähigkeit des Kindes, positive Gefühle zu erleben und sich bei negativen Emotionen zu regulieren und sich zu regenerieren. Dies basiert auf der Annahme, dass depressive Kinder im Vergleich zu gesunden Kindern weniger auf positive als auf negative Reize reagieren.

Wesentliches Ziel der PCIT-ED besteht demnach darin, das kindliche Repertoire an Gefühlen zu erweitern. Die Therapie besteht aus 14 Behandlungseinheiten. Die Bezugsperson spielt bei der Durchführung der Therapie eine entscheidende Rolle, sie übernimmt die Rolle des „verlängerten Arms des Therapeuten“. Der Therapeut beobachtet die Eltern-Kind-Interaktion hinter einer Einwegscheibe und leitet die Bezugsperson via Mikrofon direkt an („Coaching“). Alternativ kann dieses Coaching auch direkt im gleichen Zimmer mit Eltern und Kind erfolgen. Zwischen den wöchentlichen Sitzungen werden Hausaufgaben erteilt. Eigene emotionale Probleme der Bezugsperson werden in der Beratung unmittelbar angesprochen und in den Bezugspersonensitzungen bearbeitet.

Andere Formen der Psychotherapien

Derzeit gibt es leider kaum Angebote für eine Eltern-Kind-Interaktionstherapie (PCIT) in Deutschland, obwohl die Wirksamkeit eindeutig erwiesen ist. Andere therapeutische Angebote, wie personenzentrierte, psychoanalytische und tiefenpsychologisch fundierte, sowie vor allem verhaltenstherapeutische Psychotherapien kommen alternativ in Frage und sind ebenfalls zu empfehlen.

Bei der personenzentrierten Spieltherapie können Kinder ihre Konflikte mit Hilfe von Spielmaterialien darstellen und im Spiel lösen. Der Spielverlauf, Gedanken und Gefühle werden vom Therapeuten gespiegelt, aber nicht gedeutet. Der Schwerpunkt dieser Therapieform liegt auf bewusst wahrnehmbaren Gedanken und Gefühlen, nicht auf unbewusste Wirkfaktoren.

Die tiefenpsychologischen und analytischen Psychotherapien, die auch als psychodynamische Verfahren bezeichnet werden, gehen davon aus, dass unbewusste Faktoren entscheidend das Verhalten beeinflussen. Es gilt dabei, einen Zugang zu diesen unbewussten Anteilen der Seele zu finden und diese sinnvoll zu integrieren. Während früher analytische Therapien eine sehr lange Zeit benötigten, wurden in den letzten Jahren Kurzzeittherapien entwickelt. Ein Beispiel dafür ist die „Psychoanalytische Kurzzeittherapie (PaKT), die von Tanja Göttken und Kai von Klitzing in Leipzig entwickelt wurde (Göttken & von Klitzing, 2013). Bei dieser Therapieform werden sowohl das Kind als auch die Eltern alleine sowie gemeinsam behandelt. Sie ist für Kinder ab einem Alter von 4 Jahren geeignet. Es wird zunächst ein Fokus der Behandlung definiert, basierend auf dem zugrunde liegenden intrapsychischen (d. h. im Kind liegenden) und interpersonellen (d. h. zwischen Kind und Eltern liegenden) Konflikt. Das Ziel ist es, einen Zugang zu unbewussten Gefühlen der Hoffnungslosigkeit und Hilflosigkeit des Kindes zu finden, ein Verständnis hierfür zu entwickeln und bewusst zu machen. Eine zentrale Annahme ist bei einer depressiven Störung beispielsweise, dass unbewusste, aggressive Gefühle nicht nach außen, sondern – im Gegenteil – nach innen gerichtet werden. Erste Studien zur Wirksamkeit dieser vielversprechenden Methode werden zu Zeit durchgeführt.

Kognitive Verhaltenstherapie

Eine andere, sehr wirksame Methode stellt die kognitive Verhaltenstherapie dar, mit deren Hilfe Kinder unter anderem ihre sozialen Fertigkeiten verbessern können, indem positive Denkmuster eingeübt und Problemlösefertigkeiten trainiert werden. Der Fokus dieser Therapie liegt dabei zum einen auf einer direkten Beeinflussung des Verhaltens (deshalb auch der Name „Verhaltenstherapie"). Dabei können verschiedene Methoden zum Einsatz kommen, die eine positive Verstärkung eines erwünschten und die Löschung eines unerwünschten Verhaltens zum Ziel haben. Bei Kindern mit einer depressiven Störung kann es beispielsweise ein Ziel sein, Aktivität zu fördern und sozialen Rückzug zu vermeiden. Zum anderen liegt der Fokus auf einer Veränderung von nicht sinnvollen und hemmenden Gedanken (deshalb wurde der Begriff „kognitive" Verhaltenstherapie gewählt). Solche dysfunktionalen Gedanken äußern sich bei einer Depression z. B. folgendermaßen: „Ich bin schlecht", „Ich kann nichts" oder „Es wird niemals klappen". In diesem Buch wird anhand von Beispielen im Folgenden vor allem das Vorgehen im Sinne der kognitiven Verhaltenstherapie dargestellt. Die Therapieziele und Behandlungsschritte sind in den einzelnen Beispielen gut nachvollziehbar.

Unabhängig von der Therapieform, besteht bei einer ambulanten psychotherapeutischen Behandlung im Rahmen eines unverbindlichen Vorgesprächs die Möglichkeit, den Therapeuten (bzw. die Therapeutin) kennenzulernen. In diagnostischen Sitzungen macht sich der Therapeut dann ein Bild vom Kind und seiner Familie. Hierzu sammelt er möglichst viele Informationen, setzt gegebenenfalls Elternfragebögen ein und führt einen Entwicklungstest mit dem Kind durch. Im Anschluss daran teilt der Therapeut den Eltern seine Einschätzung über die Behandlungsbedürftigkeit der vorhandenen Auffälligkeiten mit. Weiterhin klärt der Therapeut sowohl die Eltern als auch in einer dem Alter entsprechenden Form das Kind über die weiteren Behandlungsschritte auf. Bei einer ausreichend vorhandenen Motivation der Familie wird eine Therapie begonnen, die zwischen 25 bis 100 Stunden dauern kann. Neben den Sitzungen mit dem Kind werden regelmäßige Gespräche mit den Eltern oder anderen Bezugspersonen, wie Erzieher, vereinbart.

Die psychotherapeutische Arbeit mit Bezugspersonen spielt eine wichtige Rolle und ist in der Behandlung depressiver Kinder von besonderer Bedeutung, um die erzieherischen Kompetenzen der Eltern zu erweitern. Schuldgefühle zu mildern und in Besorgnis umzuwandeln sowie das Kind als von sich getrennt wahrnehmen zu können, können beispielsweise Ziele der Elternarbeit sein.

Eine Depression der Eltern erhöht nachweislich das Risiko des Kindes, gleichfalls an einer depressiven Störung zu erkranken. Die mütterlichen, zum geringeren Ausmaß auch die väterliche Depression und die Eltern-Kind-Interaktion spielen eine wesentliche Rolle bei der Entwicklung der kindlichen Depression. Falls eine elterliche Depression vorliegt, wird eine Therapie der Eltern unbedingt empfohlen. Studien zeigen, dass bei leichten depressiven Symptomen allein die erfolgreiche psychiatrische, psychotherapeutische und/oder medikamentöse Behandlung der elterlichen Depression bereits zu einer Besserung des kindlichen Verhaltens führen kann. Bei schweren depressiven Störungen müssen jedoch sowohl die Eltern als auch das Kind behandelt werden.

Bei Julia und ihrer Mutter waren die depressiven Störungen so ausgeprägt, dass sogar eine stationäre Behandlung notwendig wurde. Wie das folgende Beispiel zeigt war die stationäre Behandlung letztlich für beide sehr hilfreich.

Beispiel: Julia

Julia, ein fünf Jahre und elf Monate altes Mädchen, wurde zu früh in der 28. Schwangerschaftswoche mit einem Geburtsgewicht von 930 g geboren. Julia litt unter einer ausgeprägten depressiven Problematik, die sich nach einem Magen-Darm-Infekt entwickelte. Seit dieser Zeit war Julia blass und müde, sehr in sich gekehrt, lehnte Körperkontakt ab, verkroch sich zu Hause unter dem Tisch und schnitt sich die Haare ab. Während sie früher ein sehr lebhaftes und fröhliches Kind war, ist sie jetzt ruhig, erzählt kaum, spielt sehr ruhig und alleine vor sich hin.

Julia war zusätzlich durch den plötzlichen Tod ihrer Großmutter belastet. Sie spielte daraufhin mit Tieren, dass auch diese krank seien. Sie erzählte, wenn sie in den Himmel sieht, sei die Oma ein Stern und wenn sie sterben würde, würde sie auch ein Stern werden. Die Mutter machte sich große Sorgen um ihre Tochter und verstand ihre Tochter nicht. Die Mutter selber litt mehrfach unter wiederholten depressiven Episoden und die familiäre Situation ist sehr belastet.

In der Untersuchungssituation wirkte Julias Grundstimmung sehr gedrückt, sie antwortete aber auf alle gestellten Fragen. Julia verfügt über eine Intelligenz im oberen Durchschnittsbereich. Die körperlichen Untersuchungen waren unauffällig.

Während der stationären Behandlung fiel Julias anhängliches, teilweise fast distanzloses Verhalten auf. Sie schien sich phasenweise kaum für ihre Mutter zu interessieren. Ihre Stimmung schwankte stark. Zum Teil wirkte sie trotzig und verweigernd, zum Teil weinte sie über mehrere Stunden lang. Sie klagte über Heimweh, wollte im Bett bleiben und wünschte, dass die Rollläden nach unten gelassen würden.

Durch eine schrittweise, intensive Psychotherapie von Kind und Mutter konnten rasch Erfolge erzielt werden. Nachdem sich Julias Depressionen gebessert hatten, wurde nach der Entlassung aus der Klinik eine ambulante Psychotherapie durchgeführt.

Wegen der schweren, kombinierten Depression war eine im soeben dargestellten Fall eine stationäre Mutter-Kind-Therapie notwendig. Die meisten Kinder mit einer depressiven Störung können jedoch ambulant behandelt werden. Ein solches Beispiel für eine ambulante verhaltenstherapeutische Behandlung einer depressiven Symptomatik ist die 5 Jahre und 3 Monate alte Jule. Um einen Einblick in die tatsächliche Praxis der Psychotherapie zu geben, soll dieser Fall besonders ausführlich dargestellt werde. Es wird dabei deutlich, wie hilfreich eine solche Behandlung trotz erheblicher familiärer Belastungen sein kann.

Beispiel: Jule

Jules Schwester ist schwer körperlich erkrankt und muss daher immer wieder für längere Zeit ins Krankenhaus. Seitdem dreht sich zu Hause alles nur um die Schwester. Jule wird zunehmend „bockig“, gehorcht ihren Eltern nicht mehr, ist häufig sehr traurig und zieht sich zurück. Sie will nicht mehr spielen gehen und auch nicht mehr in den Turnverein. Nachts kann sie nicht mehr alleine schlafen. Zudem leidet sie unter vielen körperlichen Beschwerden, wie z. B. Bauchschmerzen und Schwindel, die jedoch keine organische Grundlage haben. Sie versteht nicht, was mit ihrer Schwester los ist und leidet darunter, dass die Eltern immer in einer gedrückten Stimmung sind. Die Eltern wissen nicht mehr, wie sie mit ihrer Tochter umgehen sollen („Wir haben keine Kraft mehr“), weshalb sie sich für eine Psychotherapie entschieden haben.

Jule hat eine gute Beziehung zu ihrer Mutter. In der Erziehung ist die Mutter häufig sehr streng. Auch mit ihrem Vater versteht sich Jule gut. Aufgrund seiner Arbeit ist er selten zu Hause. Wenn es Jule schlecht geht, kann er ihr nicht helfen und verlangt von ihr: „Stell dich nicht so an“. Mit ihrer Schwester (zwei Jahre älter) versteht sich Jule meist gut, auch wenn die Schwester „das Gegenteil von mir“ sei. Die Schwester ist ruhig und ausgeglichen. Seit der Erkrankung der Schwester herrscht eine angespannte Atmosphäre in der Familie. Ständig muss man sie zu Ärzten oder ins Krankenhaus begleiten.

Die Schwangerschaft mit Jule und ihre Geburt sind ohne Auffälligkeiten verlaufen. Jule hat sich normal entwickelt. Mit Freundinnen und Erziehern kommt sie gut aus. In ihrer Freizeit hat sie sich früher häufig mit Freundinnen getroffen, hat Sport im Turnverein getrieben und ist sehr aktiv gewesen. In den letzten Monaten hat sich dies stark verändert.

Jule erschien beim ersten Kontakt sehr offen, freundlich und lebhaft. Sie war neugierig und interessiert. Ihre allgemeine große Verzweiflung und Ängste um die Schwester und die Familie wurden deutlich. Im Kontakt mit der Mutter zeigte Jule ein anhängliches Verhalten, auf Seiten der Mutter wurde eine Überforderung, auf die Gefühle und Bedürfnisse des Kindes einzugehen, deutlich. Jule zeigte ein ausgeprägtes Rückzugsverhalten sowie oppositionelles Verhalten. Berichtet wurden Schlafprobleme sowie körperliche Beschwerden, ohne somatische Ursachen.

Folgendes Krankheitsmodell wurde für die Psychotherapie erarbeitet:

Jule wuchs in einem behüteten und umsorgenden Umfeld auf. Sie war es gewohnt, Zuwendung und Aufmerksamkeit der Eltern zu bekommen. Die plötzliche und schwere Erkrankung der Schwester führte dazu, dass sich die Aufmerksamkeit der Eltern auf die Schwester fokussierte. Mit ihren eigenen Sorgen und Ängsten gelang es den Eltern nicht, die Erkrankung der Schwester und die Veränderungen, die sich dadurch im familiären Kontext ergaben, Jule verständlich zu machen. Jule entwickelte daraufhin Ängste („Was passiert hier?“) und Schuldgefühle („Es liegt an mir“). Zudem entstanden Neidgefühle auf die Schwester, die so viel Aufmerksamkeit von ihren Eltern bekam.

Jule konnte in dieser Situation ihre Gefühle nicht in adäquater Weise äußern, sondern reagierte mit Trotz und einer Verweigerungshaltung. Dies wiederum führte zu Vorwürfen der Eltern und Vergleichen mit der Schwester („Nimm dir ein Beispiel an deiner Schwester, die ist immer brav“), was Jules Ängste („Sie lieben sie mehr als mich“) und in der Folge ihr dysfunktionale Verhalten verstärkten. Der Familie gelang es nicht selbstständig, aus diesem Kreislauf auszusteigen.

Ziel der Therapie war es, sowohl Jule als auch ihren Eltern einen veränderten Umgang mit der Symptomatik von Jule zu ermöglichen. Dabei sollte auf beiden Seiten das Verständnis für die Entstehung der Symptome verbessert werden. Jule sollte Unterstützung erhalten, die Veränderungen in der Familie zu begreifen. Dabei sollten dysfunktionale Koalitionen abgebaut werden, der Umgang und Ausdruck von Gefühlen sollte verbessert werden. Maladaptives Verhalten sollte zugunsten hilfreicher Verhaltensweisen abgebaut werden, die Eltern sollten Verhaltensweisen erlernen, die die Therapieziele unterstützen.

Zur Erreichung der oben genannten Therapieziele sollten im Einzelnen folgende Interventionsmaßnahmen zum Einsatz kommen:

In gemeinsamen Sitzungen mit den Eltern und Jule sollten die Entstehungsbedingungen für Jules Symptomatik erarbeitet werden. Um eine altersgerechte Vermittlung zu gewährleisten, sollte Bildmaterial eingesetzt werden.

In den Einzelsitzungen mit den Eltern wurde das Verhalten von Jule genau analysiert, um so Verständnis für das Verhalten von Jule aufzubauen. Die große Bedeutung, Jule positive Zuneigung zu zeigen und sie im Ausdruck und Umgang mit ihren Gefühlen und Ängsten zu unterstützen, sollte vermittelt werden.

Hinsichtlich der dysfunktionalen Verhaltensweisen wurden einfache verhaltenstherapeutische Techniken vermittelt (Einführung eines Tokensystems, d. h. einem Belohnungssystem mit positiver Verstärkung bei erwünschtem Verhalten). Gemeinsame Aktivitäten Jules alleine mit der Mutter, alleine mit dem Vater und der ganzen Familie zusammen sollten geplant werden. Daraus sollte eine Regelmäßigkeit entstehen, die Jule Sicherheit und Stabilität geben sollte.

Zur Verbesserung der Entspannungsfähigkeit sollte Jule ein kindgerechtes Entspannungsverfahren erlernen (Kapitän Nemo-Geschichten von Petermann, 2001). Die Möglichkeit, sich zu entspannen, sollte sich auch positiv auf die körperlichen Symptome auswirken.

Um das Selbstwerterleben und die Selbstwirksamkeit Jules zu steigern und ihre Rückzugstendenzen zu begrenzen, sollten die angenehmen Tätigkeiten, wie z. B. der Besuch des Turnvereins und Treffen mit den Freundinnen, in den Alltag eingeplant werden (Tages-, Wochenplan).

Es sollen Ärgerkontrollstrategien mit Jule erarbeitet werden, um das Verhaltensspektrum bei aufkommenden Aggressionen zu erweitern („Wie kann ich meine Wut zeigen“).

Rollenspiele sollten zusätzlich zu diesen geplanten Interventionen angewandt werden. Therapiebegleitend sollten dysfunktionale Gedanken und Ängste identifiziert und hinterfragt werden. Gemeinsam sollten altersgerecht alternative Gedanken erarbeitet und im Alltag verstärkt werden. Insbesondere selbstabwertende und schuldhafte sowie ängstliche Gedanken, die im Zusammenhang mit der Erkrankung der Schwester entstanden, sollten dabei reduziert werden. Ein hilfreicherer Umgang mit der Erkrankung der Schwester sollte etabliert werden.

Hinsichtlich des nächtlichen Einschlafens sollten die Eltern zu einem konsequenteren Erziehungsverhalten angeleitet werden: Jule wurde auf kindgerechte Art und Weise das Angstmodell erklärt und es wurden darauf aufbauend Angstbewältigungsstrategien besprochen (Anti-Monster-Bild malen und über das Bett hängen). Dann sollte schrittweise die Angst abgebaut werden und in Kooperation mit den Eltern das Schlafen im eigenen Bett eingeübt werden.

Trotz der guten Kooperation von Jule gestaltete sich der Psychotherapieverlauf durch ein tragisches Ereignis, das die Eltern sehr belastete, als ausgesprochen schwierig. Die Eltern konnten sich nur eingeschränkt um Jules Bedürfnisse kümmern.

Zu Jule konnte eine gute und tragfähige Beziehung etabliert werden. Die Eltern zeigten sich zunächst sehr abweisend, an ihren eigenen Verhaltensweisen etwas zu verändern. Im Therapieverlauf konnte aber zunehmend Verständnis für die Entstehung von Jules Symptomen vermittelt werden.

Allerdings machte es die Verschlechterung des Gesundheitszustandes der älteren Tochter schwierig, Jule die für sie nötige Aufmerksamkeit zu schenken. Die Schwester verstarb schließlich. Die Eltern litten sehr unter dem Verlust, verweigerten aber jegliche (psychotherapeutische) Unterstützung bei der Trauerverarbeitung. Die Mutter versuchte sich mit der Trauer auseinanderzusetzen, der Vater zog sich zurück, weinte viel und reagierte oft aggressiv gereizt, wenn er sich an die tote Tochter erinnert fühlte.

Jule wünschte sich eine „neue Schwester“. Sie spielte mit ihrer Puppe, die für sie ihre neue Schwester darstellte. Die Eltern hatten hierfür kein Verständnis und verboten ihr das. Eine adäquate Auseinandersetzung mit Jule über den Verlust der Schwester fand nicht statt. Stattdessen vermieden die Eltern Erinnerungen an die Schwester und konnten Jule daher beispielsweise an keinen Ort, den sie früher gemeinsam mit der Schwester besucht hatten, begleiten, weil dies sie an die Schwester erinnerte. Wenn Jule sich oppositionell verhielt, stellten die Eltern immer wieder Vergleiche mit der größeren Schwester an, die sehr ruhig und angepasst war („Das hätte deine Schwester nicht getan“). Jule fühlte sich dann zurückgesetzt und weigerte sich beispielsweise, täglich mit der Mutter auf den Friedhof zu gehen. Sie blieb stattdessen im Auto sitzen.

Im Therapieverlauf fand Jule allerdings zunehmend mehr Möglichkeiten der Trauerverarbeitung. Das engagierte und motivierte Kind nutzte die Therapie stets als Ort ihres Vertrauens und entwickelte zügig ein individuelles Störungsmodell. Sie berichtete sehr offen über ihre Schwierigkeiten und Gefühle. In der Trauerbewältigung entdeckte sie in der Therapie eine „Helferpuppe“ für sich und sagte: „Sie ist für mich wie ein Bruder“. Jule besprach mit der Puppe belastende Dinge, beschrieb ihr ihre Gefühle und konnte so zunehmend den Tod der Schwester besser in ihre Lebensgeschichte integrieren. Insbesondere in der emotional völlig distanzierten und irritierenden Familienatmosphäre war die Puppe eine wichtige Stütze.

Es wurden zudem Abgrenzungsfähigkeiten gegenüber dem Totenkult der Eltern erarbeitet. Jule beharrte darauf, nicht immer (bis zu fünfmal täglich) ans Grab mit gehen zu müssen und wartete nun im Auto auf die Mutter oder fuhr gar nicht mehr mit. Dies führte zu weiterer Entlastung und mehr Autonomie.

Schwierigkeiten hatte Jule, sich gegenüber den Eltern abzugrenzen, wenn diese ihr Kleidung im Stil der verstorbenen Tochter anziehen wollen. Dies ließ sie meist über sich ergehen, da sie so Aufmerksamkeit und Zuwendung erhielt. Auch wurde noch immer innerhalb der Familie nicht über den Tod der Schwester gesprochen. Jule sollte weiter Situationen und Orte vermeiden, die mit der Schwester in Zusammenhang standen, während die Eltern einen Kult um ihre verstorbene Tochter pflegten. In den Therapiestunden mit den Eltern wurde dieses Bild bestätigt, dabei zeigten sich die Eltern wenig einsichtig, der Vater kam schließlich gar nicht mehr zu den Sitzungen. Die Eltern benötigten weitere psychotherapeutische Unterstützung. Angesichts der sehr schwierigen familiären Bedingungen entwickelte sich Jule gut, sie ging zahlreichen Freizeitaktivitäten nach, hatte Freundinnen und war eine sehr gute Schülerin.

Jugendhilfemaßnahmen

Wenn Eltern in der Erziehung ihres Kindes überfordert sind, können sie pädagogische Unterstützung und Hilfen beim Jugendamt beantragen. Gemäß dem Sozialgesetzbuch bietet der Staat Kindern, Jugendlichen, Eltern und der gesamten Familie bestimmte Formen der Hilfe an. Ziel ist es, Kinder in ihrer Entwicklung und ihre Eltern in ihrer Erziehung zu unterstützen.

Bei besonderen Belastungen und Gefährdungen haben Eltern ein Recht auf Unterstützung durch die Kinder- und Jugendhilfe. Das Jugendamt, das der Kreis- bzw. Stadtverwaltung angegliedert ist, bietet solche Jugendhilfemaßnahmen an. In einem Gespräch mit den Mitarbeitern des Jugendamtes wird entschieden, welche Jugendhilfemaßnahmen im Einzelfall notwendig sind. Es ist wichtig, solche weitergehenden Hilfen einzuleiten, wenn Eltern beispielsweise in der Erziehung ihres Kindes überfordert sind, selbst psychisch oder körperlich erkrankt sind, andere familiäre Belastungsfaktoren wie elterliche Streitigkeiten im Rahmen einer Trennung vorliegen oder das Kind besondere Auffälligkeiten im Kindergarten zeigt.

Ein pädagogisches Unterstützungsangebot stellt die sozialpädagogische Familienhilfe dar. Diese hilft der Familie stundenweise vor Ort, Alltagsprobleme zu lösen und Konflikte zu bewältigen. Eine andere Form der Unterstützung bietet der Erziehungsbeistand. Dieser unterstützt vor allem das Kind bei konkreten Problemen. Weitere Hilfen sind soziale Gruppenangebote sowie teil- wie auch vollstationäre Jugendhilfeeinrichtungen.

Medikamentöse Behandlung (Psychopharmakotherapie)

Die Behandlung mit Medikamenten (Antidepressiva) wird in der Therapie der Depression bei Vorschulkindern nicht empfohlen. Es gibt bisher keine Daten zur Wirksamkeit von Antidepressiva bei Vorschulkindern. Ob Medikamente überhaupt für die Behandlung Ihres Kindes notwendig sind, sollten Sie immer mit einem Facharzt für Kinder- und Jugendpsychiatrie und Psychotherapie besprechen. Dieser wird Sie über die Notwendigkeit, Wirkungen und mögliche Nebenwirkungen aufklären. Eine medikamentöse Behandlung sollte dann nur unter ärztlicher Begleitung und in Kombination mit einer Psychotherapie erfolgen.

Eine der wenigen Gründe für eine medikamentöse Behandlung im Vorschulalter wäre eine zusätzlich vorhandene Aufmerksamkeitsdefizit-/Hyperaktivitätsstörung (ADHS), die bei Kindern mit einer Depression gar nicht so selten vorkommt.

3 Angststörungen bei jungen Kindern

3.1 Normale Angst – erhöhte Ängstlichkeit – Angststörung

Im Folgenden wird darauf eingegangen, wie sich normale Angst von erhöhter Ängstlichkeit unterscheidet und wodurch die verschiedenen Angststörungen gekennzeichnet sind.

3.1.1 Wenn Kinder Angst haben: normale Angst

Alle Menschen kennen Angst. Neben der Trauer, der Wut und der Freude gehört die Angst zu den menschlichen Grundgefühlen. Normale Angst ist ein wichtiges, menschliches Gefühl. Ängste gehören zu einer normgerechten Entwicklung. Gefahr oder eine angenommene Gefahr lösen Angst aus. Angst ist ein Alarmzeichen und führt zu Fluchtverhalten, wenn sich beispielsweise ein Kampfhund ohne Leine nähert. Jeder Mensch bekommt Angst, wenn er in eine Situation gerät, die bedrohlich ist. Angst ermöglicht dann schnelles Handeln ohne langes Nachdenken und verleiht uns Kräfte, um wegzulaufen oder anzugreifen.

Angst führt zu Unruhe und Erregung, der Atem und das Herz gehen schneller und Schweiß bricht aus. Es kann zu Wärme- und Kälteerleben, Zittern, Übelkeit, Engegefühl in der Brust, vorrübergehenden Sehstörungen und zu weichen Knien kommen. Angst ist ein lebensnotwendiges Gefühl, um sich in Sicherheit zu bringen. Insofern hat Angst eine wichtige Schutzfunktion. Unbegründete und übertriebene Ängste beeinträchtigen Menschen allerdings erheblich. Angst kann zudem auch Nervenkitzel bedeuten, der gerne aufgesucht wird, z. B. beim Sehen von Krimis und Horrorfilmen oder bei Glücksspielen mit hohem Spieleinsatz. Derartiges Risikoverhalten erzeugt Spannung und Neugier und fordert zum Kräftemessen heraus.

Bei Vorschulkindern ist Angst am Weinen, Klammern und körperlichen Beschwerden, aber auch an Wutanfällen erkennbar. Meist zeigen Kinder im Vorschulalter beide Verhaltensweisen, nämlich ängstliches und aggressives Verhalten. Zuviel Angst hemmt Kinder einerseits in ihrer Entwicklung, andererseits neigen Kinder, die keine Gefahren kennen, sich selbst überschätzen sowie waghalsig und unerschrocken sind, vermehrt zu Unfällen. Für eine gesunde Entwicklung ist eine ausgewogene Balance an Angst entscheidend.

Ängste sind im Vorschulalter weit verbreitet, vergleichsweise mild und vorübergehend. Während seiner Entwicklung durchläuft ein Kind mehrere Angstphasen. Abhängig von seiner kognitiven Entwicklung zeigt ein Kind unterschiedlich ausgeprägte Ängste. Diese Ängste sind normale, entwicklungstypische Phänomene. Sie gehören zur normalen Entwicklung eines Kindes.

Im Vorschulalter können sich Ängste auf aktuelle Ereignisse der Umgebung beziehen. Die Angst vor imaginären Figuren wie Hexen oder Gespenstern entspringt der kindlichen Fantasie und Vorstellungskraft. Mit zunehmendem Alter werden die Angstinhalte von vorgestellten, möglicherweise in der Zukunft liegenden Gefahren bestimmt. Viele Kinder haben mehrere Ängste gleichzeitig. Es ist immer wichtig, Angststörungen von entwicklungsspezifischen Ängsten zu unterscheiden.

Alterstypische Ängste legen sich normalerweise von selbst. Kinder lernen in der Regel, sich ihrer Angst zu stellen und sie zu kontrollieren. Sie gewöhnen sich an ihre Angst. Mit zunehmendem Alter werden die Gründe, warum ein Kind sich ängstigt, vielfältiger. Denn es beginnt langsam, die Welt um sich herum zu verstehen. Es macht sich Gedanken um vieles, entwickelt eigene Vorstellungen. Damit wachsen auch die Quellen der Angst.

Grund für viele Angstreaktionen ist das „magische" Weltverständnis des Vorschulkindes. Was das Kind nicht verstehen kann, deutet es auf seine Weise. Dazu nimmt es seine Fantasie zu Hilfe und schafft sich seine eigene Welt, die es verstehen und in der es erfolgreich handeln kann. Es fehlt in dieser Entwicklungsphase noch ein wesentlicher Mechanismus zur Angstminderung. Kinder im Vorschulalter können noch nicht zu sich sagen: „Das ist nur Fantasie, erfunden, ein Märchen.“

Bereits Babys und Kleinkinder können vor bestimmten Situationen, Lebewesen oder Gegenständen Angst haben. Die Qualität und die Inhalte der Angst verändern sich im Laufe der Entwicklung. Bei Babys treten am häufigsten Ängste vor intensiven Reizen auf (z. B. laute Geräusche, grelles Licht, Dinge/Personen, die sich schnell nähern). Diese Angst wird bis zum 6. Monat beobachtet. Babys sind noch nicht dazu fähig, diese Reize als harmlos einzuschätzen.

Ab dem 6. Lebensmonat zeigen die meisten Kinder Angst vor fremden Personen, das sogenannte Fremdeln. Trennungsangst erlebt das Kind normalerweise vom 9. Lebensmonat bis zum 12. Lebensmonat, vor allem bezogen auf die Mutter. Bei einer Trennung von besonders wichtigen Bezugspersonen zeigen Kinder häufig untröstbares Weinen, Anklammern und physiologische Angstreaktionen. Ab dem Alter von 24 Monaten nimmt die Angst vor Fremden ab, bis sie schließlich zum 30. Lebensmonat abklingt. Das Fremdeln zeigt, dass das Kind nun in der Lage ist, fremde von bekannten Personen zu unterscheiden. Zum erneuten Auftreten von Trennungsangst kann es beispielsweise bei der Integration in den Kindergarten kommen, d. h. in Situationen, in denen das Kind für eine gewisse Zeit sein Zuhause und seine Eltern verlassen muss.

Normale, entwicklungsangemessene Ängste zwischen dem 2. und 4. Lebensjahr sind Ängste vor Tieren (vor allem Hunden), vor dem Alleinsein, vor Dunkelheit, vor Verletzungen und lauten Geräuschen. Bis zum Grundschulalter haben viele Kinder auch Angst vor Gewitter, Fantasiegestalten, Einbrechern, Tod und medizinischen Behandlungen. Diese Art von Angst kann ein einjähriges Kind nicht zeigen, da es noch keine Vorstellung von einem Monster oder einem Einbrecher hat. Für die Entwicklung von Ängsten muss ein Kind eine bestimmte Entwicklungsstufe erreicht haben. Grundlage für viele Ängste von Vorschulkindern ist ihr magisches Denken. Sie können noch nicht zwischen Fantasie und Realität unterscheiden. Damit fehlt ihnen ein wesentlicher Mechanismus zur Angstminderung. Sie halten Geschichten, wie Märchen, für echt, zumindest für möglich.

Ebenen der Angst

Bei Ängsten unterscheidet man drei Ebenen (vgl. Kasten).

Drei Ebenen der Angst:

1. *Die Ebene der körperlichen Begleiterscheinungen und Symptome bzw. die physiologische Ebene:* Dazu gehören alle Reaktionen des vegetativen Nervensystems und der „angeschlossenen" Organe, die zum Teil mit heftigen körperlichen Zeichen verbunden sind, wie z. B. Herzrasen, beschleunigte Atmung, Schwindel, Übelkeit und Schwitzen. Diese physiologischen Reaktionen sind völlig harmlos. Nach dem Abklingen der Angst verschwinden diese Beschwerden. Diese körperlichen Symptome empfindet das Kind jedoch als besonders beeinträchtigend, insbesondere weil es sie willentlich nicht beeinflussen kann. Das Kind bewertet die physiologischen Symptome negativ und befürchtet, dass die Angst ins Unermessliche ansteigt, was die Angst dann wiederum noch mehr verstärkt.
2. *Die Ebene des beobachtbaren Verhaltens bzw. die motorische Ebene:* Während des Angstanfalls kommt es zu folgenden Phänomenen: Weinen, Klammern, Selbstverletzung, Zittern der Hände oder der Stimme, Davonlaufen, Verkrampfungen der Muskulatur, Verstecken, Wutanfällen, Wegschauen, Daumenlutschen und Erstarrung.
3. *Die Ebene des subjektiven Erlebens bzw. die gedankliche Ebene:* Die Gedanken ängstlicher Kinder kreisen um das Thema Angst. Sie beobachten sich ständig kritisch und achten besonders auf körperliche Symptome der Angst. Diese bewerten sie häufig als gefährlich und negativ. Das Kind ist der Meinung, dass es seine Angst nicht kontrollieren kann.

Verlauf der Angst

Forschungsergebnisse zeigen, dass die Angst einen wellenförmigen Verlauf nimmt, d. h. sie steigt bis zu einem bestimmten Grad an und ebbt dann wie bei einer Welle ab. Dieser wellenartige Verlauf wird durch ein physiologisches Kontrollsystem des Körpers bestimmt. Ein entgegengesetzter abschwächender Mechanismus wird automatisch ab einem bestimmten Angstlevel aktiviert. Angst steigt also nicht ins Unermessliche, sondern nimmt spontan wieder ab. Menschen mit Ängsten erleben in der Regel nicht den wellenförmigen Verlauf der Angst, weil sie der angstauslösenden Situation entfliehen und dadurch eine Erleichterung erleben. Dies bestärkt sie dann in der Meinung, dass sich die Situation verschlimmert hätte, wenn sie sich ihr nicht entzogen hätten.

Das Kind muss lernen, sein Vermeidungsverhalten zu überwinden und seine Angst zu ertragen. Eltern müssen diesen Prozess anleiten. Sie müssen dem Kind klar machen, dass die Angst nichts Schlimmes ist, dem ihr Kind entkommen müsse. Das Kind muss lernen, die angstauslösende Situation durchzustehen. So wird das Kind dann erleben, dass sich die Angst zurückbildet. Dies macht es stolz und stärkt seine Selbstkontrollfähigkeiten.

3.1.2 Wie zeigt sich eine erhöhte Ängstlichkeit?

Kinder unterscheiden sich von Geburt an hinsichtlich ihres Temperaments. Sie zeigen individuell unterschiedliches Neugierde- und Risikoverhalten. Die einen Kinder verhalten sich forschend und unternehmungslustig, andere wiederum zurückhaltend, gehemmt und vorsichtig. Kinder sind in ihrem Angsterleben unterschiedlich abhängig von ihrem jeweiligen Temperament.

So gibt es Vorläufer von Angststörungen, wie die Behaviorale Inhibition (BI) (Biederman et al., 2001). Behaviorale Inhibition wird als ausgeprägte Zurückhaltung oder Ängstlichkeit gegenüber allem Neuen definiert. Diese Angst bezieht sich nicht nur auf unbekannte Personen, sondern auch auf fremde Gegenstände, Situationen oder Ereignissen. Sie betrifft 10 bis 15 % aller Kinder und verändert sich bis zum Vorschul- und Jugendalter, zum Teil auch bis ins Erwachsenenalter hinein nur wenig. Dieses Temperamentmerkmal ist noch keine Störung an sich, erhöht aber das Risiko für spätere Angststörungen, vor allem für die soziale Ängstlichkeit.

Kinder, die von Geburt an sehr ängstlich sind, sind oft schreckhaft, zurückhaltend und schüchtern und weniger durchsetzungsfähig. Sie vermeiden bereits kleine Gefahren und sind schnell überfordert. Dagegen haben Kinder mit einem ausgeglichenen Temperament, die ihre Gefühle gut regulieren können, ein geringes Risiko für eine Angststörung.

Obwohl das Temperament mitbestimmt, wie empfindlich das Kind für Angst ist, werden Ängste wesentlich durch die Umwelt und durch Lernerfahrungen beeinflusst. Wie ängstlich ein Kind später tatsächlich einmal ist, ist somit sowohl von seinem Temperament als auch von Erfahrungen in seiner Umwelt abhängig.

3.1.3 Angststörungen

Wenn Ihr Kind sich übermäßig Sorgen über bedrohliche Dinge oder Ereignisse macht und erheblich in seinem Alltag beeinträchtigt ist, liegt mit großer Wahrscheinlichkeit eine Angststörung vor. Angststörungen unterscheiden sich von erhöhter Ängstlichkeit im Hinblick auf Inhalt, Schweregrad, Dauer und die Häufigkeit des Auftretens. Sie sind zum Teil erlernt, zum Teil vererbt, treten anhaltend und immer wieder auf.

Wie schon im ersten Kapitel erwähnt, wird im Vorschulalter zwischen einer emotionalen Störung mit Trennungsangst des Kindesalters, einer phobischen Störung des Kindesalters, einer Störung mit sozialer Ängstlichkeit des Kindesalters und einer generalisierten Angststörung des Kindesalters unterschieden. Bis auf die Trennungsangst, die sich mit der Zeit zurückbildet, kommen soziale, generalisierte und phobische Ängste auch im Erwachsenenalter vor. Erwachsene entwickeln zusätzliche Angststörungen, die zum Glück bei Vorschulkindern nicht vorkommen. Zu diesen zählt die Agoraphobie (Angst vor fremden Orten) und die Panikstörung, die durch besonders intensive körperliche Symptome gekennzeichnet ist.

Das Hauptmerkmal der emotionalen Störung mit *Trennungsangst* ist eine übermäßig ausgeprägte Angst vor der Trennung von solchen Personen, an die sich das Kind gebunden fühlt (üblicherweise die Eltern oder andere Familienmitglieder). Die Trennung von einer Hauptbezugsperson oder einer vertrauten Umgebung stellt das gemeinsame Element der verschiedenen angstauslösenden Situationen dar (z. B. Weiterung in den Kindergarten oder Hort zu gehen, Weigerung ohne die Hauptbezugsperson zu Hause zu sein oder schlafen zu gehen). Die Problematik muss mindestens vier Wochen bestehen und die Alltagsfunktionen beeinträchtigen (vgl. Zero to Three, 2005).

Typisch für eine *spezifische Phobie* ist eine anhaltende und wiederkehrende Angst vor spezifischen Objekten und Situationen (z. B. Hunde, Dunkelheit, Blutabnahme). Die Angst wird sehr intensiv erlebt und ist mit deutlichen sozialen Beeinträchtigungen verbunden. Die Vermeidung des gefürchteten Objektes bzw. der Situation ist ein weiteres typisches Zeichen. Neben einer Dauer von vier Monaten müssen andere psychische Störungen ausgeschlossen werden.

Bei der Störung mit sozialer Ängstlichkeit des Kinderalters, auch *soziale Phobie* genannt, zeigen Kinder eine durchgängige oder wiederkehrende Furcht vor sozialen Situationen und vor Leistungssituationen, in denen sie beispielsweise mit fremden Personen konfrontiert werden bzw. einer Beurteilung ausgesetzt sind. Diese Furcht kann sich entweder hauptsächlich auf Erwachsene oder primär auf Gleichaltrige, aber auch auf beide Personengruppen beziehen. Die Kinder zeigen ein vermeidendes Verhalten, indem sie versuchen, solchen Situationen aus dem Weg zu gehen. Für eine Diagnose müssen andere psychische Störungen ausgeschlossen sein und die Störung muss vier Monate anhalten.

Die *generalisierte Angststörung* des Kindesalters ist dagegen durch eine Vielzahl von nicht objektgebundenen Ängsten und Sorgen gekennzeichnet. Diese müssen über einen Zeitraum von mindestens sechs Monaten an mindestens der Hälfte der Tage bestehen. Die Kinder haben Schwierigkeiten, die Sorgen zu kontrollieren (z. B. häufiges Nachfragen, sich absichern). Die Ängste und Sorgen sind zudem mit Symptomen, wie z. B. Unruhe, Konzentrationsschwierigkeiten, Muskelanspannung oder Schlafstörungen, verbunden.

Falls Sie mögliche Anzeichen einer Angststörung bei Ihrem Kind feststellen, ist eine professionelle Abklärung bei einem Kinder- und Jugendlichenpsychotherapeuten oder bei einem Facharzt für Kinder- und Jugendpsychiatrie und Psychotherapie unbedingt notwendig. Das gleichzeitige Auftreten von Angst- und anderen Störungen (z. B. depressive Störungen, entwicklungsbedingte Phänomene) erschwert das Erkennen einer Angststörung im Vorschulalter. Unbehandelt besteht eine große Gefahr, dass Angststörungen bis ins Jugend- und sogar bis ins Erwachsenenalter hinein weiter bestehen.

3.2 Angststörungen bei jungen Kindern

3.2.1 Der Stand der Forschung

Obwohl Angststörungen im Vorschulalter ausgesprochen häufig sind und mit erheblichen Beeinträchtigungen einhergehen, gibt es in diesem Bereich bisher erstaunlich wenig Forschung. Angststörungen bei Vorschulkindern kommen häufig vor. So leiden nach dem heutigen Wissensstand 7,7 % aller 2- bis 5-jährigen Kinder unter einer Angststörung. In einer eigenen Studie waren sogar bei 22,2 % der Kinder, die 6 Jahre und ein Monat alt waren, Zeichen einer Angststörungen vorhanden (7 % hatten Trennungsängste, 10,7 % litten unter einer sozialen Phobie, bei 9,8 % zeigte sich eine spezifische Phobie und 3,4 % der Kinder litten unter einer generalisierten Angststörung) (Paulus et al., 2014).

Die Angststörungen müssen von entwicklungstypischen Ängsten und ängstlichem Temperament abgegrenzt werden. Für alle Angststörungen gilt, dass sie emotional belastend sind und das Kind und seine Familie beeinträchtigen. Sie treten situationsübergreifend auf, dauern an und können nicht kontrolliert werden. Angststörungen können ab dem Alter von 18 Monaten diagnostiziert werden. Ängste als Symptome können allerdings schon vor diesem Alter auftreten.

Nach heutigem Wissensstand können, wie oben erwähnt, vier spezifische Angstsyndrome im Vorschulalter unterschieden werden: Trennungsangst, die spezifischen Phobien, soziale Ängstlichkeit und generalisierte Angststörungen. Die meisten Angststörungen treten nicht alleine auf, sondern in Kombination mit anderen Störungen. In Studien betrug die Rate an begleitenden Störungen für Trennungsängste 79 %, für eine generalisierte Angststörung 53 %, für soziale Phobien 55 % und für spezifische Phobien 100 %. Die begleitenden Störungen waren überwiegend andere Angststörungen, depressive Störungen und posttraumatische Belastungsstörungen. Im Vorschulalter lassen sich Angst- und depressive Störungen nicht immer eindeutig voneinander trennen. Es gibt keine Geschlechtsunterschiede. Angststörungen werden mit zunehmenden Alter häufiger: In Studien waren 4- bis 5-jährige Kinder mit 11,4 % häufiger betroffen als jüngere Kleinkinder (2 bis 3 %; siehe von Gontard, 2010).

3.2.2 Welche Formen der Angststörungen gibt es bei jungen Kindern?

Wie im Kapitel 3.1.3 bereits erwähnt, werden im Vorschulalter insgesamt vier Angststörungen unterschieden, die im Folgenden anhand von Beispielen noch etwas detaillierter dargestellt werden.

Trennungsängste

Trennungsangst, also die Angst vor der Trennung von einer wichtigen Bezugsperson, ist zwischen dem 7. und 24. Lebensmonat entwicklungstypisch. Eine vorübergehende Trennungsangst ist in diesem Alter normal. Sind die Trennungsängste jedoch besonders ausgeprägt und lange anhaltend, liegt eine Angststörung vor. Trennungsängste äußern sich in diesem Alter typischerweise vor allem in Form von ausgeprägten Ängste *vor* einer befürchteten Trennung oder auch *nach* einer erfolgten Trennung von Bezugspersonen oder der gewohnten Umgebung. Bereits die Erwartung einer Trennungssituation kann also Angstsymptome auslösen. Typische Problemsituationen sind im Vorschulalter der Kindergartenbesuch oder die Zubettgeh-Situation. Zu den Symptomen zählen:

- untröstliches Weinen,
- andauernde Sorgen um die Bezugsperson,
- Weigerung, die gewohnte Umgebung zu verlassen (z. B. in den Kindergarten zu gehen),
- Weigerung, alleine zu bleiben,
- Anwesenheit von Bezugspersonen beim Einschlafen,
- Alpträume,
- körperliche Beschwerden,
- Vermeidung von Aktivität.

Trennungsängstliche Kinder äußern auch manchmal Fantasien über mögliche Katastrophen. Sie haben Angst davor, ihre Bezugspersonen könnten durch einen Unfall oder eine Entführungen von ihnen getrennt werden und nie wieder zurückkommen. Kinder mit Trennungsangst können eine gereizt-aggressive oder traurige Stimmung aufweisen, wenn eine Trennung nicht vermieden werden kann. Das Kind kann wei-

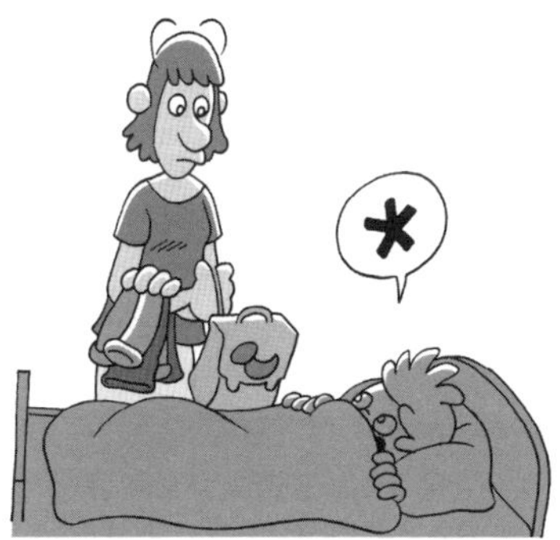
© Klaus Gehrmann

nen, schreien, um sich schlagen, um eine Trennung von den Eltern zu vermeiden. Oft treten körperliche Beschwerden wie Bauchschmerzen auf, die Eltern dann besonders verunsichern. Diese Symptome lassen Eltern an eine körperliche Krankheit denken. Diese Symptome lassen spätestens dann nach, wenn das Kind dann doch nicht in den Kindergarten geschickt wird. Aus dem Wunsch heraus das Kind zu schützen, lassen Eltern ihr Kind oft zu Hause und unterstützen damit sein Vermeidungsverhalten. Die Angst lässt dann zwar kurzfristig nach, wird dadurch aber mittel- bis langfristig verstärkt.

Viele Eltern versuchen gar nicht mehr, ihr Kind an andere Betreuungspersonen zu gewöhnen (z. B. Babysitter). Altersangemessene Aktivitäten, wie z. B. der Kindergartenbesuch oder der Besuch bei Freunden ohne die Bezugsperson, werden behindert und damit letztlich eine angemessene Entwicklung beeinträchtigt. Aufgrund der Trennungsangst kann es zu einer Belastung der gesamten Familie kommen. Auch Ein- und Durchschlafprobleme kommen bei trennungsängstlichen Kindern vor. Sie befürchten, dass die Bezugsperson über Nacht verschwindet. Deshalb weigern sich trennungsängstliche Kinder auch häufig, in ihrem eigenen Bett zu schlafen und bestehen darauf, die Nacht im Elternbett zu verbringen.

Um verschiedene Ausprägungen von Trennungsängsten, die bei Vorschulkindern besonders bedeutsam sind und sehr unterschiedlich schwer ausgeprägt sein können, werden im Folgenden mehrere Beispiele von Kindern im Alter von 3 und 4 Jahren angeführt. In allen Fällen reichte eine Elternberatung aus. Dies verdeutlicht, dass nach einer genauen Erfassung (Diagnose) der speziellen Angststörung und bei einer guten Mitarbeit der Eltern mit relativ einfachen Mitteln bereits deutliche Veränderungen erreicht werden können.

Das jüngste Kind mit Trennungsängsten, welches vorgestellt werden soll, war Andrea.

Beispiel: Andrea

Bei Andrea, einem drei Jahre und zwei Monate alten Kind, war nur eine einzige ambulante Beratung notwendig. Andrea wollte nicht in den Kindergarten gehen und war sehr trennungsängstlich. Laut Angaben der Erzieherin kann sich Andrea jedoch schnell beruhigen und mit anderen Kindern spielen. Bereits vor dem Schlafengehen zeigt Andrea Ängste, wacht mehrfach nachts auf, weint und hat wieder begonnen, einzunässen. Im Kindergarten weint und schreit sie und hängt sich an ihre Mutter. Die Mutter hat für die morgendlichen Auseinandersetzungen keine Energie und Kraft mehr.

In der Untersuchungssituation wirkte Andrea zunächst zurückhaltend, dann offen und freundlich. Im Umgang mit ihrer Mutter wirkte sie dominant. Andrea war ein schlaues Kind mit einer Intelligenz im oberen Durchschnittsbereich. Die Mutter wurde gezielt beraten, wie sie mit dem Verhalten von Andrea umgehen soll. Die Trennungsprobleme bildeten sich zurück.

Bei Lena waren die Trennungsängste kombiniert mit Wutanfällen gegenüber ihrer Mutter, was ziemlich häufig vorkommt.

Beispiel: Lena

Lena, ein drei Jahre und 11 Monate altes Mädchen, wurde aufgrund ausgeprägter Trennungsprobleme vorgestellt. Sie zeigt heftige Wutanfälle, wenn sie ihren Willen nicht bekommt und fordert stets die ungeteilte Aufmerksamkeit ihrer Mutter. Diese muss sich rund um die Uhr mit Lena beschäftigen und ist sehr belastet, da sie wenig Zeit für eigene Tätigkeiten hat. Lena macht sich häufig um ihre Eltern Sorgen. Einmal äußerte sie, dass es ihrer Mutter schlecht geht, wenn sie nicht da ist. Lena schläft regelmäßig im Bett ihrer Mutter ein.

Lena ist das einzige Kind ihrer Eltern und wurde zwei Wochen nach Termin durch Kaiserschnitt geboren. Ihre Entwicklung war weitgehend unauffällig. Sie hat wenig Kontakt zu Gleichaltrigen und wird durch ihre Großmutter betreut.

In der Untersuchungssituation war Lena sehr auf ihre Mutter fixiert, saß auf dem Schoß der Mutter und forderte ihre Aufmerksamkeit ein. Die Ergebnisse eines Entwicklungstests und der körperlichen Untersuchung waren unauffällig.

Auch im Fall von Lena wurde eine ambulante Beratung mit dem Ziel durchgeführt, Trennungssituationen gezielt einzuüben. Dadurch war es möglich, dass sich Lena rasch in den Kindergarten eingewöhnte, die Trennung von der Mutter akzeptierte und Spielangebote mit Gleichaltrigen annehmen konnte. Zusätzlich besucht sie nun einen Fußballverein, was ihr viel Bestätigung bringt und ihr Selbstbewusstsein stärkt.

Auch bei Leonie konnten trotz schwer ausgeprägter Trennungsängste deutliche Erfolge erreicht werden.

Beispiel: Leonie
Leonie, ein vier Jahre und neun Monate altes Mädchen, leidet unter ausgeprägten Trennungsängsten, die sich beim Kindergartenbesuch zeigen. Sie ist dort auf feste Bezugspersonen angewiesen, die sie in Empfang nehmen, damit sie sich überhaupt von der Mutter trennen kann. Sie ist zwar in der Gruppe integriert, hat jedoch keine festen Freundinnen. In Gruppensituationen ist sie oft reizüberflutet. Leonie klammert sehr viel, verlangt ständig die Anwesenheit der Mutter und weigert sich, bei anderen Personen zu bleiben. Auch wehrt sie sich, mit anderen Personen mitzufahren, so dass die Mutter sie zu sämtlichen Aktivitäten bringen muss. Bei der Mutter verhält sie sich verweigernd.

Bei der Erstvorstellung war Leonie aufgeschlossen und freundlich und spielte mit großem Interesse. Leonie verfügt über eine überdurchschnittliche Intelligenz.

Wegen der guten Kooperation der Mutter konnte eine ambulante Beratung durchgeführt werden. Die Trennungssituationen wurden genau analysiert und die Reaktion der Mutter auf Leonies Verhalten exploriert. Die Mutter wurde ermutigt, Trennungssituationen gezielt einzuüben, beginnend mit leichten bis hin zu schweren Trennungssituationen. Sie sollte mutiges Verhalten positiv verstärken, gezielt vermeidendes Verhalten abbauen und sie schrittweise den ängstigenden Situationen aussetzen. Ängstliches Verhalten sollte ignoriert werden und Erfolge durch Aufmerksamkeit belohnt werden. Allein diese Beratung der Mutter reichte aus, damit Leonie ihre Trennungsängste überwinden konnte. Eine Psychotherapie war wegen der guten Mitarbeit der Eltern nicht notwendig.

Nicht alle Beratungen von Kindern mit Trennungsängsten verlaufen so erfolgreich. Sind die Ängste stark ausgeprägt und chronifiziert und können die Eltern die Ratschläge der Therapeuten im Alltag nicht umsetzen, dann ist häufig eine Psychotherapie notwendig.

Spezifische Phobie

Bei der spezifischen Phobie zeigen Kinder nicht entwicklungsadäquate Ängste vor Objekten oder Situationen. Die Ängste sind übertrieben und unbegründet. Wenn ein Kind mit dem phobischen Objekt konfrontiert wird, löst dies unmittelbar eine Angstreaktion aus. Das Kind reagiert mit Weinen und Kummer, es schreit und klammert sich an die vertraute Bezugsperson oder hat Wutanfälle.

Die phobischen Objekte werden meist vermieden oder nur unter starker Angst ertragen. Die Kinder bleiben nur erzwungenermaßen in solchen angstauslösenden Situationen, in der Regel versuchen sie, die phobischen Objekte von vorneherein zu vermeiden oder aus solchen Situationen zu flüchten. Dies kann den Alltag des Kindes stark beeinträchtigen. Wenn ein Kind beispielsweise eine Hundephobie hat, wird es nicht zu einem Freund zum Spielen gehen, wenn dessen Familie einen Hund besitzt.

Häufig vorkommende Angstinhalte bei Vorschulkindern sind im Kasten aufgelistet.

Häufig vorkommende spezifische Phobien:

- Angst vor Fremden.
- Angst vor Dunkelheit.
- Angst vor Tieren (insb. Hunden).

Im Gegensatz zu älteren Kindern können Vorschulkinder in angstfreien Phasen nicht immer erkennen, dass ihre Ängste übertrieben und unbegründet sind. Unbehandelt können spezifische Phobien bis ins Erwachsenenalter hinein bestehen bleiben.

Ein Beispiel für eine spezifische Phobie findet sich bei Marie.

Beispiel: Marie

Marie, ein genau vier Jahre altes Mädchen, wurde zu früh in der 25. Schwangerschaftswoche durch Kaiserschnitt geboren. Sie wog nur 510 g und musste intensivmedizinisch behandelt werden. Trotzdem war ihre Entwicklung erstaunlich gut und Marie wird von ihrer Mutter als willensstarkes Kind bezeichnet. Marie hat Ängste vor allem vor Objekten, die laute Geräusche produzieren, wie z. B. Autos, Motorräder, Flugzeuge, Staubsauger und Rasenmäher. Auch vor Menschen, die laut sprechen, hat sie Angst. Sie hält sich dann die Ohren zu, schreit panisch und lässt sich nur beruhigen, wenn sie aus der Situation entfernt wird. Auch hat Marie Angst vor Vögeln und anderen Tieren wie Fliegen und Spinnen. Sie hat Ängste vor Dunkelheit und Fantasiegestalten. Die Mutter hat den Eindruck, dass sich die Ängste immer mehr ausweiten.

In der Untersuchungssituation war Marie nach anfänglicher Zurückhaltung offen und freundlich. Sie verfügt über eine Intelligenz im unteren Durchschnittsbereich. Bei Marie lagen Phobien, d. h. objektgebundene, umschriebene Ängste vor. Diese Ängste bezogen sich auf viele verschiedene Objekte, die ihren Alltag beeinträchtigten. Eine Beratung der Mutter, Frühförderung und eine gezielte ambulante Verhaltenstherapie waren angezeigt und führten zu einer Verminderung der spezifischen Phobien.

Soziale Phobie (oder soziale Ängstlichkeit)

Kinder mit einer sozialen Phobie zeigen ausgeprägte oder andauernde Ängste vor einer oder verschiedenen sozialen Situationen oder Leistungssituationen (z. B. Geburtstags- und Familienfeiern, Spielkreis). Sie fürchten sich vor Erwachsenen, Gleichaltrigen oder vor fremden Personen. Die Kinder versuchen sich zurückzuziehen, um den sozialen Kontakten auszuweichen. Kann ein Kind mit einer sozialen Phobie die Situation nicht vermeiden, wird sie mit großer Angst, Weinen, Schweigen und Unbehagen ertragen.

Die Ängste äußern sich in Form von Weinen, Panik, Wutanfällen, Rückzug und Erstarrung. Im Vordergrund stehen die Befangenheit und Verlegenheit des Kindes. Begleitend können auch Erröten, Schwitzen, Vermeidung von Blickkontakt, Zittern oder Übelkeit auftreten. Bei einem betroffenen Kind besteht meist eine ausgeprägte Scheu und Angst bei Kontakten mit unbekannten und vor allem auch mit gleichaltrigen Personen. Das Kind versucht in der Regel, solche Situationen zu vermeiden.

Vorschulkinder haben keine Einsicht in die Unangemessenheit ihrer Ängste. Im familiären Umfeld bestehen in der Regel unbeeinträchtigte Kontakte, meist innige Beziehungen.

Die soziale Phobie sollte auch nicht mit der anfänglichen Zurückhaltung verwechselt werden, die Kinder oft in fremder Umgebung zeigen. Die Scheu verliert sich oft, wenn die Kinder sich an die neue Situation gewöhnt haben und dann „auftauen“. Unbehandelt kann auch eine soziale Phobie bis ins Erwachsenenalter bestehen bleiben.

Eine typische soziale Phobie zeigt Thomas.

Beispiel: Thomas

Thomas, ein vier Jahre und zwei Monate altes Kind, litt unter sehr starken sozialen Ängsten. Thomas ist schüchtern, ängstlich und zurückhaltend. Er hat wenige Freunde und ist am liebsten alleine. Er will in seinem Zimmer sein, selbst mit der Mutter spielt er nicht so häufig. Er kann es nicht aushalten, wenn ein Kind im Kindergarten wild oder grob ist. Er wehrt sich nicht gegen die Angriffe anderer Kinder. Er steht im Kindergarten meist nur in einer Ecke und beteiligt sich nicht an Spielen oder Aktivitäten. Er bevorzugt das Spielen mit Mädchen, da ihm die Jungen zu wild sind. Bei Geburtstagen oder Familienfesten zieht er sich oft in sein Zimmer zurück. Er hat schon einmal einen ganzen Tag nichts gegessen, da er sich nicht mit so vielen Menschen an einen Tisch setzen wollte.

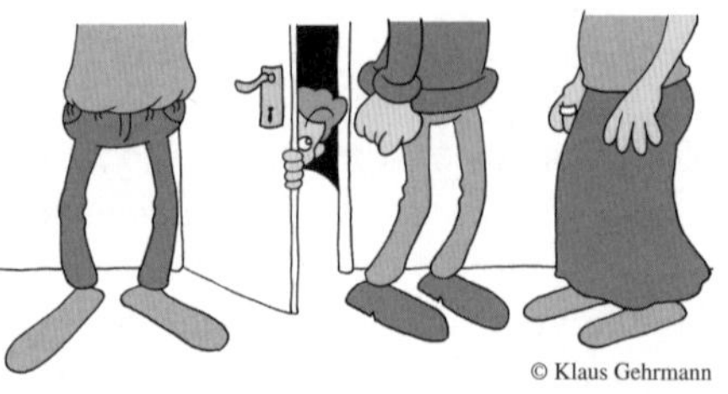
© Klaus Gehrmann

Thomas war ein Wunschkind; Schwangerschaft, Geburt und frühe Kindheit verliefen unauffällig. Die Beziehungen in der Familie werden als harmonisch beschrieben.

Beim Erstkontakt versteckte Thomas sich hinter seiner Mutter und sprach nicht. Ein emotionaler Kontakt ließ sich nur mit Mühe herstellen. Eine Testung war nicht möglich, da Thomas zunächst keine Antworten gab und später die Testung verweigerte. Die körperliche Untersuchung war unauffällig.

Bei Thomas wurde eine ambulante Spieltherapie durchgeführt. Das Ziel der Therapie war die Reduktion der Scheu und Schüchternheit, sowie der Aufbau von Selbstbewusstsein und Durchsetzungsvermögen. Dies wurde spielerisch mit Rollenspielen erarbeitet. Mit der Mutter wurden Beratungsgespräche durchgeführt. Thomas Schüchternheit bildete sich unter diesen Maßnahmen sehr stark zurück, so dass die Behandlung erfolgreich beendet werden konnte.

Leon hatte sowohl eine soziale Phobie als auch eine Trennungsangst. Dieses gleichzeitige Auftreten von zwei oder mehreren Angststörungen ist gar nicht so selten.

Beispiel: Leon
Leon, ein vier Jahre und drei Monate alter Junge, litt unter Trennungs- und sozialen Ängsten. Er ist ängstlich und schüchtern, hat Angst vor Fremden, obwohl er bisher keine schlechten Erfahrungen gemacht hat. Leons Eltern müssen ihn überallhin begleiten. Er hat panische Angst, wenn er alleine ist, weint, schreit und steigert sich dann so sehr in diesen Zustand hinein, bis er erbricht. Wenn er auf Kindergeburtstage eingeladen ist oder Fußball spielen trainiert, müssen seine Eltern in seiner Nähe sein. Bis vor kurzem musste die Mutter ihn selbst zum Spielen bei einem Freund begleiten. Zu Hause hält sich Leon nur in der Nähe seiner Eltern auf und versichert sich ständig zurück. Er hat Angst, alleine schlafen zu gehen, schläft nur bei Licht, wacht häufig auf und berichtet von Ängsten. Auch möchte Leon, dass seine Eltern ihn auf die Toilette begleiten.

Beide Eltern berichten, dass sie als Kinder auch schüchtern waren und unter Ängsten litten. Während der Schwangerschaft hatte die Mutter große Angst um ihr Kind. Leon wurde fünf Wochen vor dem Termin geboren und blieb eine Woche zur Überwachung in der Kinderklinik. Leon war in Spielgruppen schon immer sehr schüchtern und trennungsängstlich.

In der Untersuchungssituation war Leon schüchtern und zurückhaltend, saß auf dem Schoß der Eltern, spielte dann alleine mit Spielsachen. Leon hatte eine durchschnittliche Intelligenz. Die Eltern erhielten eine ambulante Beratung und konnten Leon so bei der Bewältigung seiner Ängste gut unterstützen. Eine Therapie war nicht erforderlich.

Generalisierte Ängste

Kinder mit einer generalisierten Angststörung zeigen ausgeprägte, nicht kontrollierbare Ängste und Sorgen während verschiedener Aktivitäten. Typisch sind:

- Sorgen und Grübeln,
- Nachfragen und Rückversichern,
- Unruhe,
- leichte Ermüdbarkeit,

- Konzentrationsstörungen,
- Wutanfälle,
- Gereiztheit,
- Anspannung,
- Schlafstörungen, die das Kind erheblich beeinträchtigen.

Das Kind macht sich übermäßige oder unbegründete, nicht kontrollierbare Sorgen über verschiedene Lebensbereiche oder Situationen, wie z. B. Sorgen über Kleinigkeiten, Unpünktlichkeit, gut genug zu sein oder ausreichend Freunde zu haben. Oft grübeln die Kinder und bewerten Situationen in einer negativen Art und Weise. Auch „große" Fragen über Leben und Tod können sie beschäftigen.

Diese Sorgen beginnen schleichend und nicht plötzlich. Kinder mit einer generalisierten Angststörung sind sehr unsicher und zurückhaltend, besonders in für sie neuen Situationen. Sie trauen sich wenig zu, fragen ihre Bezugspersonen sehr viel und immer wieder, um sich rückzuversichern oder um Anerkennung und Zuwendung zu erhalten. Sie sind überkritisch mit sich selbst, wollen keine Fehler machen und perfekt sein. Aus Angst zu versagen, vermeiden sie Anforderungen und verhalten sich überangepasst. Das Kind zeigt häufig Vermeidungsverhalten, um unvertrauten Situationen, besonderen Ereignissen oder schwierigen Aufgaben aus dem Wege zu gehen.

Häufig sind Eltern und Erzieher von den ständigen Fragen und Rückversicherungen des Kindes „genervt". Andere Eltern leiden wiederum auch unter den kindlichen Sorgen. Aus dem Versuch heraus, dem Kind kein Anlass zur Sorge zu geben, würden Eltern gerne alle Aktivitäten perfekt planen und durchführen. Auf diese Weise entsteht großer emotionaler Druck in der Familie.

Oft benötigen Kinder mit einer generalisierten Angststörung eine Psychotherapie. Eine behandlungsbedürftige generalisierte Angststörung fand sich auch bei Martin.

Beispiel: Martin
Bei Martin, einem vier Jahre und vier Monate alten Jungen, liegt eine generalisierte Angststörung vor. Insgesamt ist er sehr nervös, beißt sich die Fingernägel bis zum Bluten und steht ständig unter Hochspannung.

Er weigert sich, in den Kindergarten zu gehen, was regelmäßig von heftigem Schreien begleitet ist. Obwohl dies nicht stimmt, behauptet er, dass er dort bestraft würde. Martin hat eine verzerrte Wahrnehmung von sich selbst und nimmt das Verhalten anderer Menschen als gegen sich gerichtet wahr. Er ist oft antriebslos und hat keine Motivation, etwas zu tun. Aktivitäten wie Fußball nimmt er nicht wahr, er will nur zu Hause bleiben, auf dem Sofa sitzen und Fernseh schauen. Wenn es zu aggressiven Auseinandersetzungen mit seiner Schwester kommt, verhält er sich so, als wäre nichts passiert und hat starke Schuldgefühle. Wenn seine Mutter ihn konfrontiert, beginnt er heftig zu weinen und kann sich kaum beruhigen.

Bei Martin war die Problematik so ausgeprägt, dass eine ambulante Psychotherapie durchgeführt wurde.

Falls eine ambulante Therapie nicht ausreicht, ist in besonders schweren Fällen sogar eine tagesklinische Behandlung angezeigt. Elisa hatte sowohl eine generalisierte als auch eine Trennungsangst, die sie im Alltag erheblich beeinträchtigte.

Beispiel: Elisa

Elisa, ein genau vier Jahre altes Mädchen, hatte neben einer generalisierten Angststörung auch Trennungsängste. Seit zwei Monaten hat sie verstärkte Ängste, sie könnte etwas Wichtiges verlieren. Sie macht sich große Sorgen, dass wichtige Dinge wie Aufkleber, Kaugummis und Perlen abhandenkommen könnten. Sie will nicht mehr duschen, baden oder sich die Hände waschen. Sie weint, schreit und zittert, wenn sie befürchtet, etwas verloren zu haben. Sie fragt ihre Mutter dann immer wieder bis zu 30-mal und beschäftigt sich stundenlang mit ihren Ängsten. Sie findet keine Ruhe, spielt nicht, sondern hängt nur an der Mutter und fragt nach.

Die Ängste begannen vor anderthalb Jahren, als Elisas Mutter stationär im Krankenhaus behandelt wurde. Sie hatte Angst, ihre Mutter würde nicht zurückkommen. Auch starb vor anderthalb Jahren ihr Hund. Elisa unterdrückt ihre Ängste im Kindergarten und zeigt sie nur zu Hause. Sie fragt täglich nach, ob ihre Mutter sie auch wirklich vom Kindergarten abholt, weint jedoch nicht bei der Trennung. Sie braucht jedoch mindestens eine Stunde, bis sie dort anfängt zu spielen.

Während der Schwangerschaft hatte Elisas Mutter große Ängste wegen möglicher Krankheiten. Die Geburt erfolgte eine Woche nach Termin durch Kaiserschnitt. Ihre Entwicklung war weitgehend unauffällig. Obwohl sie Kontakt zu anderen Kindern in Krabbelgruppen hatte, war der Kindergartenbeginn durch Trennungsängste geprägt. Elisa hat eine Schwester. Die Mutter leidet seit sechs Jahren an einer Angststörung.

In der Untersuchungssituation war Elisa sehr zurückhaltend und schüchtern, ein emotionaler Kontakt konnte hergestellt werden. Die körperliche Untersuchung war unauffällig. Eine ambulante Psychotherapie war wegen der Schwere der generalisierten Angststörung notwendig.

Beide Fälle verdeutlichen, wie sehr Kinder unter einer generalisierten Angststörung leiden können. Sie zeigen auch, dass von allen Angststörungen, die generalisierte Angststörung die meisten Ähnlichkeiten mit einer Depression hat. In manchen Studien, wie z. B. einer eigenen Untersuchung zu Angststörungen bei 6-Jährigen (Paulus et al., 2014) und zuletzt auch in einer Studie aus Norwegen bei 4-jährigen Kindern (Wichström et al., 2014), konnten die Symptome der beiden Störungen nicht eindeutig auseinander gehalten werden. Beide Störungen werden deshalb in der Praxis auch häufig verwechselt, obwohl bei der generalisierten Angststörung die Angst, bei der Depression die Antriebminderung, Spielunlust und eine unglückliche Stimmung im Vordergrund stehen.

3.2.3 Welche Ursachen gibt es?

Kinder, die von Geburt an ängstlich sind, müssen nicht zwangsläufig eine Angststörung entwickeln. Es müssen vielmehr mehrere Faktoren zusammenkommen, damit sich eine Angststörung entwickelt. Eine Vielzahl von Risikofaktoren spielt bei der Entstehung von Angststörungen eine Rolle. Zu diesen gehören u. a. folgende Faktoren:

- Der sozioökonomische Status der Familie.
- Belastende Lebensereignisse (z. B. körperliche Erkrankungen, sexueller Missbrauch, Trennungs- und Verlusterlebnisse).
- Der elterliche Erziehungsstil, das elterliche Verhalten (z. B. Überfürsorglichkeit, Unterstützung von Vermeidungsverhalten, kontrollierendes Verhalten).
- Genetische Faktoren.
- Temperamentsfaktoren, wie z. B. behaviorale Inhibition (Angst vor Neuem) und eine allgemeine Ängstlichkeit.

- Kognitive Defizite.
- Eine familiäre Disharmonie.
- Die elterliche Belastung durch Angststörungen, Depression und Alkoholismus.

Die wichtigsten Faktoren sollen im Folgenden genauer erläutert werden.

Elterlicher Erziehungsstil

Elterliche Zuwendung, Überbehütung und Kritik spielen eine große Rolle bei der Entwicklung von Angststörungen. Viele Eltern ängstlicher Kinder haben selbst eine eigene Angststörung. So können ängstliche Eltern ihre Kinder nur schwer im Umgang mit ihrer Angst unterstützen und tragen damit oft zu einer Aufrechterhaltung der Angststörung bei. Die Eltern bieten ihren Kindern oft ein Modell für ängstliches Verhalten, beschränken sie in ihrer Autonomie, sind überfürsorglich, können schlecht Grenzen setzen und unterstützen Vermeidungsverhalten. Das ängstliche Verhalten wird dem Kind in der Familie vorgelebt, das Kind ahmt das Verhalten nach. Wenn beispielsweise eine Mutter Angst vor Hunden hat, haben auch die Kinder nicht selten Angst vor Hunden. Die Angst wird in diesem Fall durch Nachahmung oder Identifikation mit dem Elternteil gelernt oder gefördert.

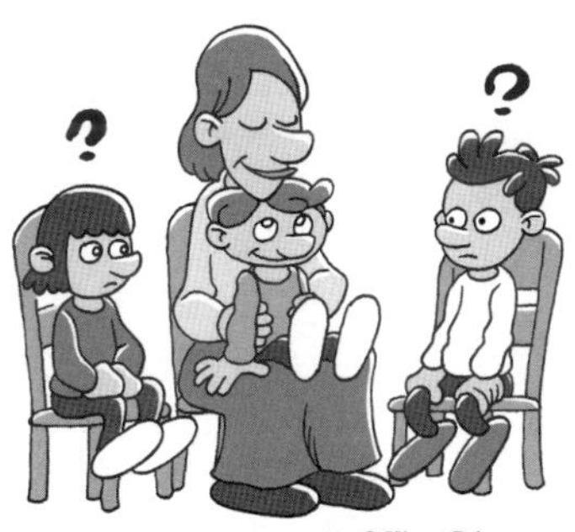

Wenn die Eltern überfürsorglich sind und ihr Kind in seinem Vermeidungsverhalten unterstützen, lernt das Kind nicht, mit angstauslösenden Situationen umzugehen und sich selbstwirksam zu erleben. Vermeidung beendet zwar die Angst kurzfristig, langfristig wird sie jedoch verstärkt. Sie behindert die Entwicklung von angemessenen Angstbewältigungskompetenzen.

Andererseits kann kontrollierendes, aggressiv-forderndes Verhalten der Eltern die Angst beim Kind verstärken. Wenn Eltern ihr Kind zu stark unter Druck setzen und es mit der Angstsituation überfordern, können sie das ängstliche Verhalten verstärken. Häufige Bestrafungen und die Kritik an Gefühlsäußerungen durch die Eltern können dazu führen, dass ein Kind lernt, Gefühlsäußerungen generell als beängstigend zu erleben.

Belastende Lebensereignisse

Auch akute oder chronische Belastungen spielen bei der Entstehung einer Angststörung im Vorschulalter eine Rolle. Kritische Lebensereignisse sind beispielsweise Streitigkeiten der Eltern, Trennungs- und Verlusterlebnisse, körperliche Krankheit, finanzielle Probleme, Umzüge, körperliche oder sexuelle Gewalt. Diese Belastungen wirken sich verunsichernd auf das Kind aus. Das Kind kann seinen Halt und seine Stabilität im Leben dadurch verlieren.

Genetische Faktoren

Angststörungen treten familiär gehäuft auf. Eine spezifische Bereitschaft für Angst ist teilweise genetisch bedingt. Sie begünstigt die Entstehung von Angststörungen. Dies belegt die Zwillingsforschung. Eineiige Zwillinge haben identische Erbanlagen. Ängste kommen vermehrt bei eineiigen Zwillingen vor, auch wenn sie getrennt aufwachsen. Auch bei zweieiigen Zwillingen, die nur 50 % identische Erbanlagen aufweisen, wurden wesentlich mehr Ängste bei beiden Zwillingen gefunden. Insgesamt sind genetische Faktoren zu 40 bis 50 % für die Entstehung von Angststörungen verantwortlich.

Temperament

Bereits gegen Ende des ersten Lebensjahres zeigt sich eine relativ hohe Stabilität von Temperamentmerkmalen. Temperamentbedingte Gehemmtheit (Behavioral Inhibition) kann als weiterer Risikofaktor für Angststörungen angesehen werden. Diese ist überwiegend genetisch bedingt, kann sich jedoch sowohl durch Umwelteinflüsse als auch durch Lernprozesse verändern. Kinder mit Behavioraler Inhibition sind ruhig, zurückhaltend, schweigsam, weinerlich und vermeidend. In Gruppen sind sie eher einsam, beobachtend und bewegen sich am Rand des Geschehens. Sie sind vorsichtiger, zurückhaltender und fühlen sich in Gesprächen unwohl. Sie sind weniger nach außen gekehrt und weniger sozial eingebunden.

Das Risiko für Angststörungen ist bei Kindern mit Behavioraler Inhibition erhöht. Einzelne Studien konnten zeigen, dass 2- bis 6-jährige Kinder mit Behavioraler Inhibition ein deutlich erhöhtes Risiko haben, eine soziale Phobie zu entwickeln (Biederman et al., 2001). In einer eigenen Studie hatten rückblickend 9,6 % der Jungen und 8,7 % der Mädchen im zweiten Lebensjahr Zeichen einer Behavioralen Inhibition (Paulus et al., 2014). Dieses Temperamentsmerkmal erhöhte nicht nur das Risiko für die Kinder, später eine soziale Phobie zu entwickeln, sondern auch die Wahrscheinlichkeit, später unter Trennungsängsten, generalisierten Ängste und anderen Phobien zu leiden.

3.3 Wie kann man Kindern mit Angststörungen helfen?

3.3.1 Was können Eltern tun?

Eine Erziehung zur Angstfreiheit gibt es nicht. Sinnvoll ist, wenn Kinder weder zu unerschrocken und waghalsig noch zu überängstlich und unselbstständig sind. Erziehung sollte weder das eine noch das andere Extrem bewirken.

Wenn Ihr Kind an einer Angststörung leidet, die es sehr beeinträchtigt, sollten Sie professionelle Hilfe aufsuchen. Machen Sie sich bewusst, dass Sie Ihr Kind zwar unterstützen, aber nicht selbst behandeln können. Dies ist die Aufgabe von Fachleuten. Sie können selbst jedoch einige Regeln im Umgang mit Ihrem Kind berücksichtigen, um dieses bei der Bewältigung der Ängste zu unterstützen. Im folgenden Kasten sind einige Regeln kurz zusammengefasst, auf die wir dann im Folgenden noch ausführlicher eingehen werden.

Regeln für den Umgang mit einem ängstlichen Kleinkind:

- Reden Sie mit Ihrem Kind.
- Beobachten Sie Ihr Kind.
- Konfrontieren Sie Ihr Kind schrittweise mit der Angst.
- Führen Sie „Helfer“ in Angstsituationen ein.
- Seien Sie Modell für nicht ängstliches, mutiges Verhalten.
- Loben/Verstärken Sie angstbewältigendes, mutiges Verhalten.
- Fördern Sie das Selbstbewusstsein Ihres Kindes.
- Überdenken Sie Ihren Erziehungsstil.
- Arbeiten Sie als Eltern zusammen.
- Üben Sie Entspannungsverfahren ein.
- Achten Sie auf sich.
- Unterstützen Sie die sozialen Kontakte mit anderen Kindern.

Reden Sie mit Ihrem Kind

Reden Sie mit Ihrem Kind über seine Angst. Genaue Fragen, wie „Wovor hast du Angst?“ können eine Verbindung zu einzelnen Angststörungen herstellen. Vorschulkinder sind sich ihrer eigenen Befindlichkeit jedoch häufig noch nicht so bewusst wie ältere Kinder und können sie auch sprachlich noch nicht so ausführlich zum Ausdruck bringen. Wie Studien gezeigt haben, können Vorschulkinder aber schon selbst ihre Angst folgendermaßen beschreiben: „Es ist schwer, Eltern auf Wiedersehen zu sagen“ oder „Ich habe Angst, andere Kinder zu fragen, ob sie mit mir spielen wollen“.

Es fällt jungen Kindern oft schwer, über ihre Ängste zu sprechen. Manchmal fällt es leichter mit ihnen ins Gespräch über ihre Angst zu kommen, wenn man beispielsweise ein Buch über Gefühle (wie z. B. „Heute bin ich“ von Mies van Hout) oder ein Buch über Angst mit ihnen gemeinsam liest (z. B. „Kirstin Boie erzählt vom Angsthaben“ von Kirsten Boie).

Sie können mit Ihrem Kind auch über Figuren in einer Geschichte sprechen. Deren Gefühle oder Verhaltensweisen können Sie als Einstieg in Gespräche über das Thema Angst benutzen. Ängstliche Kinder können so ihre eigenen, bisher kaum verstandenen Gefühle in fremden Gestalten wiederfinden und oft zum ersten Mal verstehen.

Behaupten Sie jedoch gegenüber Ihrem Kind nicht, es müsse keine Angst haben. Nehmen Sie Ihr Kind in seiner Angst ernst und geben Sie ihm Rückhalt. Machen Sie Ihrem Kind deutlich, dass Sie ihm glauben, dass seine Angst gewaltig ist. Die Angst Ihres Kindes wird von ihm selbst als sehr real erlebt.

Vermeiden Sie jede Bemerkung, die das Empfinden des Kindes leugnet, wie „Monster gibt es nicht!“ oder „Vor so etwas hat ein großer Junge doch keine Angst mehr!“. Auch Ausdrücke der Geringschätzung, wie „Nun mach mal nicht in die Hose!“ schaden dem Vertrauensverhältnis zwischen Ihnen und Ihrem Kind. Auf diese Weise fühlt sich Ihr Kind unverstanden und nicht angenommen. Das bedeutet nicht, dass Sie die Vermeidungsstrategie Ihres Kindes akzeptieren. Ihr Kind soll lernen, dass man immer wieder mit schwierigen Situationen konfrontiert wird und lernen kann, mit diesen umzugehen. Das Ziel ist es nicht, dass die Ängste für alle Zeiten verschwinden, sondern dass Ihr Kind lernt, trotz seiner Ängste alle Aufgaben bewältigen zu können und nicht ausweichen zu müssen.

Ein Kind mit einer generalisierten Angststörung macht sich ständig Sorgen und versucht, mögliche Gefahren und eine mögliche Bedrohung im Vorfeld wahrzunehmen. Eltern fühlen sich verpflichtet, die ständigen Fragen ihres Kindes zu beantworten, mit denen das Kind sich abzusichern versucht. Da diese Antworten die Angst des Kindes aber nicht reduzieren können, sind die Eltern „gezwungen“, die Antworten ständig zu wiederholen. Es wäre besser, wenn Sie sich selbst und Ihr Kind von dieser nutzlosen Art der Beschwichtigung (z. B. „Keine Angst, es passiert nichts, weil …“) entwöhnen und stattdessen Ihrem Kind die Botschaft vermitteln, dass Sie bei ihm sind, wenn es Angst hat.

Beobachten Sie Ihr Kind

Um festzustellen, ob Ihr Kind unter einer Angststörung leidet, sollten Sie es genau beobachten. So können Sie am besten die Auslöser der Angst und den Ablauf der Angstreaktion erkennen. Es ist empfehlenswert, schriftlich festzuhalten, wann Ihr Kind Angst erlebt. Sie können z. B. in Form einer Tabelle die verschiedenen Aspekte der Angst dokumentieren, eine Art Protokoll anlegen. Zu folgenden Punkten könnten Sie sich Notizen machen:

- Unter welchen Bedingungen, in welchen Situationen erlebt Ihr Kind Angst?
- Wie äußert sich die Angst bei Ihrem Kind?
- Wie reagiert Ihr Kind darauf und wie reagieren Sie darauf (Konsequenzen)?

Sie sollten die Angst bei Ihrem Kind über einen Zeitraum von ca. zwei Wochen beobachten. Machen Sie die Aufzeichnungen am besten immer am Abend. Anhand Ihrer Notizen können Sie dann erkennen, nach welchem Muster die Angst bei Ihrem Kind abläuft und um welche Angststörung es sich handeln könnte. Diese Aufzeichnungen können auch eine wichtige Grundlage für eine spätere Beratung und therapeutische Behandlung darstellen. Erstaunlicherweise kommt es auch vor, dass Ängste, allein wenn man sie gezielt beobachtet, bereits abnehmen. Dies liegt wahrscheinlich daran, dass eine Beobachtung sowohl Ihre als auch die Konzentration und Selbstkontrolle Ihres Kindes steigert.

Konfrontieren Sie Ihr Kind schrittweise mit der Angst

Die Konfrontation (im Fachbegriff: „Exposition“) mit der Angst bzw. mit den angstauslösenden Situationen ist eine der wirksamsten Möglichkeiten der Angstreduktion. Allerdings ist eine eigenständige Durchführung der Konfrontationsbehandlung (ohne therapeutische Begleitung) nur bei Trennungsängsten zu empfehlen. Wenn Sie eine Konfrontation ohne eine psychotherapeutische Begleitung durchführen möchten, dann ist es wichtig, dass Sie sich und Ihrem Kind die Durchführung auch zutrauen und Sie sich selbst innerlich dazu bereit fühlen.

Ziel der Konfrontation (Exposition) mit der Angst, ist die Gewöhnung an die Angst, indem das Kind sich wiederholt seiner Angst stellt. Das Kind benötigt hierzu Ihre Unterstützung und Begleitung. Das Kind soll wiederholt Trennungssituationen aufsuchen und darin bleiben, bis die Angst abnimmt. Dabei ist es sinnvoll, das Kind in kleinen Schritten mit seiner Trennungsangst zu konfrontieren. Wiederholen Sie die Situation, bis die Angst vollständig verschwindet. Das Tempo und die Größe der Schritte sollten vom Kind mitbestimmt werden. Das Kind soll wiederholt die Erfahrung machen, dass ihm nichts Schlimmes in der Trennungssituation passiert. Auf diese Weise gewöhnt es sich an die Angst.

Falls eine Konfrontationsübung zu schwer für das Kind ist, können Sie die einzelnen Schritte noch einmal verkleinern. Muten Sie Ihrem Kind so viel Angst zu, wie es gerade noch verkraftet. Achten Sie auf Zeichen der Überforderung beim Kind. Gerade bei Vorschulkindern, die sich sprachlich noch nicht so gut ausdrücken können, ist eine genaue Beobachtung des Kindes notwendig.

Zwingen Sie Ihr Kind nicht dazu, sich der Angst auszusetzen. Ermutigen Sie Ihr Kind stattdessen dazu und verstärken Sie jeden kleinen Fortschritt. Setzen Sie Anreize in Form von (möglichst nicht materiellen) Belohnungen für die Mitarbeit des Kindes ein.

Brechen Sie eine Konfrontation möglichst nicht ab, sonst lernt das Kind, dass es sich nur lang genug gegen die Trennung wehren, schreien oder weinen muss, um eine Trennung zu vermeiden.

Zur Vorbereitung auf die Konfrontation können Sie beispielsweise das Bilderbuch von Susi Bodahl „Selina Pumpernickel und die Katze Flora“ vorlesen. Das Mädchen Selina und ihr Freund, der Mäuserich Pumpernickel, werden von der Katze Flora verfolgt. Dabei wächst mit zunehmender Angst die räuberische Katze, zuletzt bis ins Gigantische. Von dem Augenblick an, an dem das Mädchen auf Pumpernickels Ratschlag hin der Gefahr ins Auge sieht und mutig auf die Bedrohung zugeht, wird diese immer kleiner und verschwindet am Ende ganz.

Trennungsängste beim Kindergartenbesuch. Wenn Trennungsängste auftreten, sobald das Kind einen Kindergarten besuchen soll, dann bietet sich folgendes Vorgehen zum Abbau des Vermeidungsverhaltens an:

Vorgehen beim Abbau von Trennungsängsten in Bezug auf den Kindergartenbesuch:

- Auf die körperlichen Symptome am Morgen wird nicht näher eingegangen.
- Den Symptomen wird sachlich und unaufgeregt begegnet.
- Das Kind wird von einem Elternteil zu einer festgelegten Zeit in den Kindergarten gebracht und der Erzieherin übergeben. Nachdem das Kind im Kindergarten ist, verlässt das Elternteil nach einer kurzen Verabschiedung sofort den Kindergarten. Das Kind sollte pünktlich wieder abgeholt werden. Dies vermittelt ihm Sicherheit und Verlässlichkeit. Dem Kind sollte nach dem Abholen Zeit zur Verarbeitung seiner Eindrücke im Kindergarten haben. Es sollte nicht sofort mit Fragen wie „Wie war es?“ oder „Was habt ihr gemacht?“ bedrängt werden.
- Weigert sich das Kind massiv, in den Kindergarten zu gehen, sollte es zu Hause während der eigentlichen Kindergartenzeit keine Annehmlichkeiten erhalten, z. B. Fernsehen oder gemeinsames Spielen. Der primäre Gewinn des Vermeidungsverhaltens liegt bereits in der Erleichterung, nicht in den Kindergarten gehen zu müssen und damit der Angst ausweichen zu können. Der sekundäre Gewinn entsteht dann durch weitere Vorteile, z. B. mehr Zeit mit der Mutter alleine verbringen zu können. Während der „Kindergartenzeit“ sollten Sie also wie gewohnt Ihren Alltagsverrichtungen nachgehen (z. B. Haushalt, Einkaufen) und nicht die Zeit dem Kind widmen.
- Das Kind wird nach einem Kindergartenbesuch für das Aufsuchen des Kindergartens gelobt, unabhängig davon, wie oft und wieviel es geschrien oder geweint hat. Falls das Kind den Kindergartenbesuch massiv verweigert hat, ist es am besten, nicht mit dem Kind zu schimpfen, sondern zu überlegen, warum es nicht funktioniert hat. Die Aufgabe (Kindergartenbesuch) sollte für den nächsten Tag neu eingeplant werden und es überlegt werden, welche zusätzliche Unterstützung notwendig ist. Es gilt, den Misserfolg nicht als Fehlschlag, sondern konstruktiv als Folge einer falschen Planung zu interpretieren.
- Am Nachmittag, Abend oder Wochenende wird möglichst nicht über den Kindergartenbesuch diskutiert. Lediglich am Sonntagabend kann darauf hingewiesen werden, dass das Kind am nächsten Tag wieder in den Kindergarten gehen soll.

Treffen Sie gemeinsame Vereinbarungen mit den Erziehern bezüglich der Dauer des Kindergartenbesuchs, die schrittweise gesteigert werden sollte, z. B. in der ersten Woche ein zweistündiger Kindergartenbesuch, in der zweiten Woche ein vierstündiger Besuch und ab der dritten Woche gilt die vollständige Anwesenheit. Begegnen Sie dem Vermeidungsverhalten des Kindes weder mit zu großer Nachgiebigkeit noch mit übermäßiger Strenge.

Die meisten Kindergärten bieten auch die Möglichkeit, dass die Kinder vor dem eigentlichen Eintritt einige Male für kurze Zeit „schnuppern" können. Auch Regelungen, die dem Kind die Möglichkeit einräumen, nur an gewissen Tagen in den Kindergarten zu gehen, können den Übergang von zu Hause in den Kindergarten erleichtern. Manchmal wird auch den Müttern angeboten, eine bestimmte Zeit gemeinsam mit dem Kind im Kindergarten zu verbringen. Welche Form des Übergangs gewählt wird, muss im Einzelfall mit der Erzieherin besprochen werden.

Es empfiehlt sich, schon vor dem Kindergarteneintritt schrittweise mit dem Kind kurze Trennungen zu erproben. Ihr Kind kann beispielsweise ein oder zwei Stunden bei der Nachbarin oder den Großeltern bleiben. Auf diese Weise erfährt das Kind, dass Sie Vereinbarungen mit dem Kind („Ich hole dich ab") auch im Kindergarten einhalten werden, und es gewinnt so Sicherheit und Vertrauen.

Darüber hinaus ist es natürlich auch wichtig, das Kind vor dem Kindergartenbesuch zu Hause darauf vorzubereiten. Eine gute Möglichkeit, Angst und Unsicherheit zu reduzieren, bietet beispielsweise der Einsatz eines Bilderbuches (z.B. „Mein Kindergarten" von Doris Rübel oder „Endlich im Kindergarten" von Nina Dulleck). Die Bücher geben dem Kind die Gelegenheit, sich bereits im Vorfeld mit der Kindergartensituation spielerisch zu befassen.

Daneben bieten sich alle Kuscheltiere, Puppen oder Gegenstände als Begleiter in den Kindergarten an, die für das Kind emotional wichtig sind. Diese sogenannten „Übergangsobjekte" können bei der Bewältigung der Trennungssituation einen wichtigen Platz einnehmen. Sie stellen eine wichtige emotionale Brücke von der sicher erlebten häuslichen Umgebung in den Kindergarten dar.

Neben diesen „Begleitern" spielen auch Rituale eine wichtige Rolle. Kinder brauchen in der Zeit der Eingewöhnung feste Rituale, die ihnen

Sicherheit geben. Dies können beispielsweise bestimmte Abschiedsrituale sein (z. B. winken). Andere Rituale können beim Hinweg oder bei der Übergabe in den Kindergarten eingebaut werden. Verbindlich müssen auch die Rituale des Abholens sein. Pünktlichkeit ist hier unverzichtbar. Dies gibt dem Kind ein sicheres Gefühl und vermittelt ihm Verlässlichkeit. Wichtig ist es, diese Rituale immer einzuhalten und nicht willkürlich zu verändern.

Kann sich Ihr Kind dennoch überhaupt nicht auf die Konfrontationsübungen einlassen, dann sollten Sie sich an einen Kinder- und Jugendlichenpsychotherapeuten oder einen Facharzt für Kinder- und Jugendpsychiatrie und Psychotherapie wenden. Die Durchführung einer Konfrontation muss gut durchdacht und geplant werden. Wenn sie misslingt oder abgebrochen wird, kann die Konfrontation zur Verschlimmerung des ängstlichen Verhaltens führen.

Trennungsängste beim Einschlafen. Wenn Ihr Kind Trennungsängste in der Schlafsituation zeigt, können Sie Schlafinterventionen, wie sie beispielsweise im Buch „Jedes Kind kann schlafen lernen" von Annette Kast-Zahn und Hartmut Morgenroth (2007) beschrieben werden, durchführen. Auch hier gilt, dass Sie selbst innerlich bereit zu dieser Intervention sein sollten. Wenn Sie die vorgeschlagenen Verhaltensweisen nicht konsequent durchführen, lernt Ihr Kind, dass es nur laut bzw. lange genug schreien muss, um eine Trennung vom Elternteil zu vermeiden.

Sie können Ihr Kind auch anhand eines Bilderbuchs (z. B. „Ich wär so gern auch abends groß" von Anja Freudinger) auf die Schlafintervention vorbereiten. Statt lange mit Lauri zu diskutieren, warum keine Monster, Geister oder Hexen in ihrem Zimmer sein können, führt ihre Mutter sie Schritt für Schritt an das Einschlafen in ihrem eigenen Bett heran. Erst liest sie bei offener Tür im Zimmer nebenan, dann bleibt nur das Licht an. Am Ende fühlt sich Lauri in ihrem Bett so sicher wie in dem ihrer Mutter.

Um sich einen Überblick über das Ausmaß der Schlafprobleme zu verschaffen, empfiehlt es sich, ein Schlaftagebuch zu führen. In einem solchen Tagebuch können beispielsweise folgende Punkte vermerkt werden:

Am Abend sollten Sie notieren
- wie müde Ihr Kind über den Tag verteilt war,
- ob Ihr Kind tagsüber geschlafen hat,
- wann Sie es zu Bett gebracht haben,
- wann das Licht gelöscht wurde und
- wie lange Ihr Kind dazu gebraucht hat, einzuschlafen.

Am Morgen sollten Sie notieren
- ob Ihr Kind heute Nacht aufgewacht ist,
- wann es am Morgen aufgestanden ist,
- ob Sie es aufwecken mussten und
- wie lange es insgesamt geschlafen hat.

Solche Aufzeichnungen zeigen manchmal bereits, dass die Einschlafprobleme oft doch nicht so schwerwiegend sind und teilweise mit einem unregelmäßigen Zubettgeh-Ritual in Zusammenhang stehen. Der Ablauf der Schlafintervention kann folgendermaßen gestaltet werden:

Vorgehen beim Abbau von Trennungsängsten in Einschlafsituationen:

1. Das Kind wird zu einer festgelegten Zeit ins Bett gebracht.
2. Sollte es protestieren und schreien, geben die Eltern (in der Regel alle 5 Minuten) eine Rückversicherung, d. h. sie betreten das Zimmer des Kindes, bleiben jedoch an der Tür stehen und nehmen das Kind nicht aus dem Bett. Wenn das Kind aufsteht, wird es wieder wortlos in sein Bett geführt.
3. Bei der Rückversicherung zeigen die Eltern durch ihr Erscheinen, dass sie für das Kind da sind und geben ihm Sicherheit (z. B. „Wir sind da, schlaf jetzt bitte“).
4. Danach verlassen die Eltern das Zimmer wieder und warten die vorab festgelegte Zeitdauer (z. B. 5 Minuten) ab, bevor sie das Zimmer des Kindes erneut betreten und dort wieder eine Rückversicherung geben.
5. Dieser Ablauf wird so oft wiederholt, bis der Schlaf eintritt – was bei der ersten Schlafintervention mehrere Stunden dauern kann!

Unterstützend wirkt sich ein geregelter Ablauf der Abendaktivitäten aus. Eine klare Zeitstruktur und ein geregelter, ruhiger Ablauf des Abends mit einem Gute-Nacht-Ritual zu einer festgelegten Zeit helfen, den Tag für das Kind ausklingen zu lassen. Wichtig ist es, sich für die letzte Zeit des Tages bewusst Zeit zu nehmen, sie mit dem Kind zu gestalten und sich dann klar und entschieden zurückzuziehen. Kuscheltiere, eine Lieblingspuppe und andere weiche Gegenstände können das Kind beim Übergang zum Alleinsein im eigenen Bett unterstützen.

Kinder fühlen sich in der Dunkelheit der Nacht oft unsicher. Deshalb kann es Ihr Kind sehr beruhigen und leichter einschlafen lassen, wenn Sie ein gedämpftes Licht brennen oder die Tür einen Spalt offen lassen. Vertraute Geräuschkulissen, die beruhigend und einschlaffördernd wirken können, sind Spieluhren in unterschiedlichster Form oder vertraute Stimmen von Familienangehörigen.

Nehmen Sie Ihr Kind ernst, wenn es sich über störende Schatten oder Geräusche beklagt. In der Fantasie des Kindes kann beispielsweise aus einem Ast vor dem Fenster ein dunkles Monster werden. Das Kind kann noch nicht zwischen Fantasie und Realität unterscheiden.

Wichtig ist es, dass Sie sich bewusst machen, dass es für das Kind keine Strafe oder Zumutung ist, alleine in seinem Bett zu schlafen oder in den Kindergarten zu gehen. Das Kind wird dadurch auch nicht traumatisiert. Es handelt sich um einen wichtigen Entwicklungsschritt hin zu einer autonomen Persönlichkeit, die alle Kinder bewältigen müssen. Wenn Eltern die klare Haltung einnehmen, dass es keine andere Wahl gibt, als in den Kindergarten zu gehen oder alleine im Bett zu schlafen, können sie dies auch dem Kind entschieden genug vermitteln. Betrachten Sie die Situation so, als hätten Sie keine andere Wahl. Der Kindergartenbesuch wird damit als unvermeidbar angesehen und das Ende des Schlafens im Elternbett gehört damit zum normalen Entwicklungsverlauf eines Vorschulkindes.

Führen Sie „Helfer" in Angstsituationen ein

Sie können auch mit dem Kind Strategien zum Umgang mit seiner Angst erarbeiten. Wenn Ihr Kind unter Ängsten leidet, können Sie in Angstsituationen „Helfer", d.h. Beschützer oder Begleiter für das Kind einführen. Kinder im Vorschulalter können noch nicht zwischen

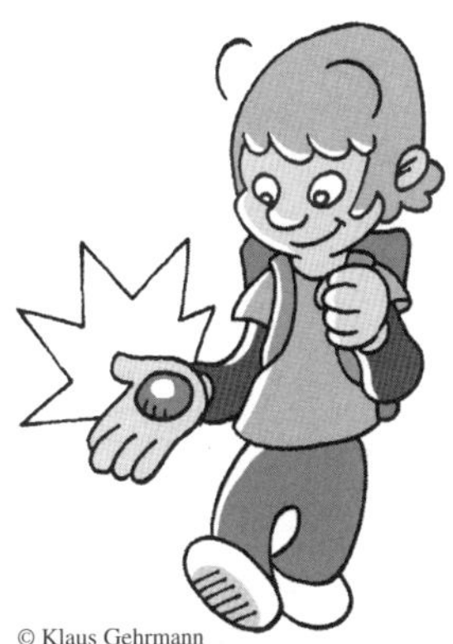
© Klaus Gehrmann

Fantasie und Wirklichkeit unterscheiden. Objekte, wie z. B. ein Schutzengel, ein Mutstein, ein Talisman, „Anti-Monsterspray" oder Lieblingskuscheltiere, können in Angstsituationen das Gefühl der Kontrolle vermitteln. Auch fiktive Freunde, wie z. B. mutige Figuren aus Geschichten oder Filmen, Feen, Zauberer oder andere schützende Figuren, eignen sich hierfür besonders gut. Besprechen Sie mit Ihrem Kind, welche Art von Beschützer es sich vorstellen möchte. Diese Helfer kann Ihr Kind in Angstsituationen bei sich tragen oder in seiner Vorstellung zu Hilfe rufen. Wenn es Angst hat, kann das Kind dadurch in seiner Selbstwirksamkeitsüberzeugung gestärkt werden.

Wenn Ihr Kind beispielsweise vor Monstern oder Dunkelheit Angst hat, kann es sinnvoll sein, das Kind schrittweise mit seiner Angst zu konfrontieren und dabei gleichzeitig ein „Anti-Monsterspray" zum Verjagen der Monster einzusetzen. Das Kind kann z. B. eine Sprühflasche mit Wasser füllen und bemalen, also ein sogenanntes „Anti-Monsterspray" herstellen, mit dem es die Monster verjagen kann.

Die Einführung eines Rituals zur Bewältigung der Angst vor unsichtbaren Monstern kann ebenfalls hilfreich sein. Hier wird das unsichtbare Monster in eine Schachtel gelockt, die zugemacht und aus dem Kinderzimmer getragen wird. Die Schachtel wird dann gut sichtbar außerhalb des Zimmers aufgehängt. Am Morgen wird das Monster wieder herausgelassen. Auf diese Weise kann das Kind Kontrolle über die Angstsituation erhalten und sich als selbstwirksam erleben.

Seien Sie Modell für nicht ängstliches, mutiges Verhalten

Seien Sie Vorbild für Ihr Kind im Umgang mit Angst. Vorschulkinder leben noch in enger Abhängigkeit von der Erwachsenenwelt. Sie nehmen die Werte und Normen auf, die in ihrer Familie vermittelt werden. Da Ihr Kind am häufigsten mit Ihnen zusammen ist, gibt es für Sie reichlich Gelegenheit, durch Ihr eigenes Verhalten Einfluss zu nehmen und als Vorbild zu fungieren. Ihr Kind beachtet an Ihnen, welche Verhaltensweisen in einer bestimmten Situation möglich sind, und lernt so, wie diese sinnvoll eingesetzt werden können.

Lernen am Modell spielt bei der Angstbewältigung eine große Rolle. Kinder lernen besonders viel, wenn sie ihre Eltern nachahmen. Machen Sie Ihrem Kind vor, wie man angemessen mit Angst umgeht. Je unbeschwerter und angstfreier Sie sich in der für Ihr Kind angstauslösenden Situation selbst verhalten, desto eher wird Ihr Kind es Ihnen gleichtun. Wenn Sie selbst keine Angst haben, beispielsweise vor Spinnen, wird Ihr Kind wahrscheinlich auch keine Angst entwickeln.

Vorbild sein bedeutet allerdings nicht, völlig angstfrei aufzutreten, wenn Sie tatsächlich auch Angst haben. Ihr Kind wird am meisten lernen, wenn Sie in einer angstauslösenden Situation ein positiv bewältigendes Verhalten zeigen. Sprechen Sie mit Ihrem Kind über Ihre Angst und wie Sie sie diese in der jeweiligen Situation bewältigen.

Sie können auch mutige, starke Figuren aus Bilderbüchern oder Filmen, wie z. B. „Pippi Langstrumpf" von Astrid Lindgren benutzen. In ihrer Fantasie dürfen ängstliche Kinder mit Pippi Langstrumpf mutig sein. Lesen Sie Ihren Kindern diese Geschichten vor oder schauen sich diese Filme zusammen mit Ihren Kindern an.

Durch Zaubergeschichten und Märchen kann Ihr Kind vieles über Gefahren und deren Bewältigung lernen. In solchen Geschichten erhalten Kinder Erklärungen, die es emotional stärken können. Auf diese Weise steigt auch die Motivation auf Seiten des Kindes, sich in Form einer Geschichte bei der Angstbewältigung helfen zu lassen. Ein Beispiel für ein Kinderbuch zum Thema Angst vor Monstern ist „Mitten in der Nacht" von Matthias Hütter. Hier identifiziert sich ein Kind mit seiner ursprünglichen Angst vor Drachenmonstern. Es lernt, seine Angst zu überwinden und stärker zu werden. Ein Kind saust los, holt Saft und Kekse und tritt seiner Angst entgegen, als vier Drachenmonster nachts durchs Fenster flattern. In der Gruppe der Monster wird das Kind selbst zu einem Drachen und erlebt eine schöne, mutmachende Nacht. Geschichten gegen Kinderängste werden auch im Buch „Jakob der Angstbändiger“ von Erika Meyer-Glitza erzählt.

Daneben können Sie Angstsituationen im Spiel oder im Rollenspiel simulieren. Im Spiel verarbeiten Kinder bedrohliche, ängstigende Eindrücke besonders gut. Sie erleben dabei die ganze Gefühlspalette. Rollenspiele verhelfen zu einer besseren Selbst- und Fremdwahrnehmung und sind sehr sinnvoll, um verschiedene Verhaltensweisen auszuprobieren. Die jeweiligen Themen des Rollenspiels ergeben sich aus den Ängsten des Kindes.

Sie können hierzu auch Handpuppen verwenden, wie z. B. die Krokodilhandpuppe „Kroko“ von Paraplüsch (www.parapluesch.de): Dieses Krokodil hat ausgeprägte Ängste und benutzt sein Kissen, um sich zu beruhigen. Das Kind soll zunächst die zu spielenden Rollen verteilen. Es kann im ersten Schritt gespielt werden, wie das Kind sich normalerweise in der angstmachenden Situation verhält. Im Anschluss daran können Sie Vorschläge machen, wie es sich alternativ verhalten könnte. Wenn Ihr Kind beispielsweise Angst vor Hunden hat, können Sie mit einem Kuscheltier die Konfrontation mit einem Hund nachspielen. Tauschen Sie dann abwechselnd die Rollen mit dem Kind. So kann das Kind sich spielerisch mit der Angstthematik auseinandersetzen.

Loben/Verstärken Sie angstbewältigendes, mutiges Verhalten

Nehmen Sie ängstliches Verhalten Ihres Kindes ernst und trösten Sie es. Gehen Sie allerdings nicht allzu sehr auf die Angst Ihres Kindes ein, indem Sie sich besonders viel Zeit nehmen und das Kind übertrieben beruhigen.

Vermeiden Sie vor allem, ängstliches Verhalten unabsichtlich zu belohnen. Wenn Ihr Kind Angst hat, klammert es sich an Sie. Spenden Sie Ihrem Kind Trost, geben Sie ihm Zuwendung, allerdings nur kurz, sonst verstärken Sie die Angst. Achten Sie auf mutiges Verhalten und loben und belohnen Sie dieses. Trösten Sie Ihr Kind, lenken Sie es durch Spiele oder Geschichten ab und verstärken Sie nicht ängstliches, mutiges Verhalten. Lesen Sie Ihrem Kind beispielsweise ein Buch vor, malen, basteln, singen Sie mit dem Kind oder treiben Sie mit ihm Sport.

Bauen Sie Ihre Unterstützung und Begleitung in Angstsituationen schrittweise immer mehr ab. Das Kind soll lernen, sich in Angstsituationen immer mehr auf sich selbst zu verlassen und nicht abhängig von Ihnen zu sein, um seine Angst zu überwinden. Es soll sich möglichst selbstständig beruhigen, wenn es Angst hat. Auf diese Weise erlebt es sich als selbstwirksam und entwickelt mehr Eigenständigkeit und Selbstvertrauen.

Ängstliches Verhalten Ihres Kindes sollten Sie aber nicht bestrafen. Fördern Sie stattdessen seine Bewältigungsstrategien. Geben Sie Ihrem Kind das Gefühl, dass Sie es bei seinen Anstrengungen unterstützen, ihm vertrauen und auch bei Misserfolgen zu ihm stehen. Loben sie die Bemühungen Ihres Kindes, nicht nur das Ergebnis.

Sie können Gedanken und Selbstinstruktionen mit dem Kind erarbeiten, die dem Kind helfen können, die angstauslösende Situation zu bewältigen. So können Sie Ihrem Kind kurze Mutsprüche (z. B. „Ich bin stark", „Ich schaffe das", „Mit Mut geht's gut") oder Zaubersprüche (z. B. „Eins, zwei, drei, Angst geht vorbei!") vorschlagen, aus denen sich das Kind den für sich passenden Spruch auswählen und dann in Situationen, in denen es ängstlich ist, zu sich sagen soll.

Solche Mutsprüche verändern die Stimmung des Kindes in eine positive Richtung und können das Kind von seiner Angst ablenken. Zudem bieten sie auch konkrete Bewältigungsmöglichkeiten für die Angst an und geben ihm das Gefühl, seine Ängste kontrollieren zu können. Solche Mutsprüche lassen negative Gedanken nicht gänzlich verschwinden, sie sind natürlich noch vorhanden, aber der Einfluss negativer Gedanken wird verringert.

Als wirksam hat sich auch erwiesen, gezielt bestimmte Verhaltensweisen zu verstärken, mit denen das Kind eine Angstsituation bewältigt. Diese gezielte Verstärkung von Verhaltensweisen sollte über einige Wochen hinweg eingesetzt und genaue Vorgehen in einem Plan dokumentiert werden (sogenannte „Verstärkerpläne").

Verhaltensverstärkung mit Hilfe eines „Verstärkerplanes“:

Verhaltensweisen, die der Bewältigung von Angst dienen, können gezielt verstärkt werden. Immer wenn das Kind das gewünschte Verhalten zeigt, gibt es dafür eine kleine Belohnung (z. B. einen Punkt oder ein Sternchen im Verstärkerplan). Vorab sollten Sie mit Ihrem Kind genau festlegen, für welche Verhaltensweisen es belohnt wird. Am besten machen Sie Vorschläge für Belohnungen, aus denen das Kind dann entsprechend auswählen kann. Es sollte sich bei den Belohnungen möglichst nicht nur um kleine materielle Belohnungen handeln, sondern auch um nicht materielle Belohnungen (z. B. gemeinsame Ausflüge, Schwimmengehen). Oft sind auch Aufkleber oder die Vergabe von Sternchen oder Punkten bereits ausreichend. Die Belohnungen sollten im Lauf der Wochen nicht wertvoller werden, sondern die Anforderungen an das Kind sollen mit der Zeit ansteigen. Das Kind sollte bei Erhalt der Belohnung zusätzlich gelobt werden. Die Belohnung sollte direkt nach dem erwünschten Verhalten gegeben werden, bei Nichterreichen des Zieles sollten Sie das Kind nicht kritisieren und auch nicht eine Belohnung wieder wegnehmen.

Ein sozial ängstliches Kind kann man beispielsweise für die Teilnahme an einer Kindergartenaktivität verstärken. Das Kind wird dieses Verhalten nur widerwillig zeigen, deshalb belohnen Sie es dafür. Die Belohnung wird nur eingesetzt, um die Anfangsschwierigkeiten zu überwinden.

Den „Verstärkerplan“ sollten Sie langsam ausschleichen. Bei einem sozial ängstlichen Kind ist eine soziale Aktivität, also der Kontakt zu anderen Kindern, an sich schon positiv und selbstverstärkend. Daher ist auch davon auszugehen, dass Verstärker mit der Zeit für das Kind unbedeutend werden, das Kind also nicht auf sie fixiert bleibt. Die Verstärker können also mit der Zeit wegfallen.

Fördern Sie das Selbstbewusstsein Ihres Kindes

Sorgen Sie für Erfolgserlebnisse, die das Selbstwertgefühl und Selbstvertrauen Ihres Kindes stärken. Selbstbewusstsein bekommt Ihr Kind, wenn es erlebt, dass das eigene Verhalten zu positiven Ergebnissen führt. Positive Ergebnisse erzielt das Kind nur, wenn die Anforderungen auch zu bewältigen sind und das Kind es selbst ist, das sie bewältigt.

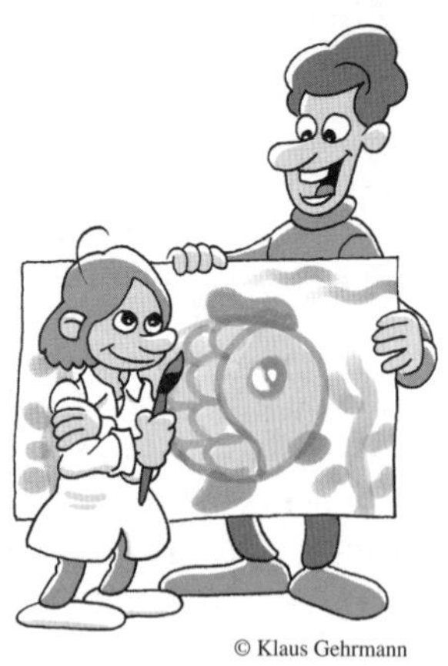
© Klaus Gehrmann

Überlegen Sie, welche Stärken Ihr Kind hat und fördern Sie diese. Übertragen Sie Ihrem Kind kleine Aufgaben (z.B. im Haushalt), bei denen es sich selbstwirksam erlebt. In Abhängigkeit vom Alter des Kindes ermuntern Sie Ihr Kind zu mehr Eigenverantwortung und fördern Sie seine Selbstständigkeit. Fragen Sie Ihr Kind, für welche Aufgabe es sich verantwortlich fühlen will, damit es sich als wichtig innerhalb der Familie erlebt. Loben Sie Ihr Kind angemessen, wenn es die Aufgaben erfüllt hat, beispielsweise etwas gebaut oder gemalt hat. Sagen Sie, dass Sie stolz auf Ihr Kind sind und worüber Sie sich freuen. Auf diese Weise steigt das Selbstvertrauen Ihres Kindes. Dies führt zu einem besseren Selbstwertgefühl bei Ihrem Kind.

Überdenken Sie Ihren Erziehungsstil

Ein konsequenter, liebevoll-unterstützender Erziehungsstil vermittelt Ihrem Kind Sicherheit und Halt im Leben. Das Kind lernt durch klare Konsequenzen Folgen seines Handelns kennen und erlebt sich als wirksam. Situationen werden für das Kind berechenbar und sein Zutrauen in sich selbst wächst.

Möchten Sie Ihr Kind manchmal vor einer angstauslösenden Situation schützen oder vor einem angstauslösenden Objekt bewahren? Dieser Wunsch ist zwar gut verständlich, führt aber letztlich dazu, dass Sie damit nur das Vermeidungsverhalten Ihres Kindes unterstützen. Eltern neigen oft dazu, ihrem Kind zu erklären, „Das musst du jetzt so machen", oder sie übernehmen gleich ganz die Federführung für eine Aufgabe. Dies führt kurzfristig zu einer Erleichterung und damit Reduzierung der Angst beim Kind, langfristig bleibt das Kind aber ängstlich und lernt nicht, selbstständig mit Schwierigkeiten umzugehen. Es lernt auch nicht, dass die meisten Situationen keineswegs so gefährlich sind, wie sie anfangs vermuten.

Schonen Sie Ihr Kind nicht. Machen Sie Ihrem Kind Mut. Trauen Sie Ihrem Kind etwas zu. Die Sorge, dass ihr Kind Schaden nehmen würde, falls sie ihre beschützende Haltung aufgeben, ist ein wesentliches Hindernis für Eltern, ihr Kind bei der Bewältigung von Angstsituationen zu unterstützen. Es fällt Eltern oft schwer, ihr Kind seiner Angst ausgesetzt zu sehen, weil es meist heftig reagiert. Viele Eltern fürchten, dass die Erfahrung von extremer Angst ein Trauma bei ihrem Kind hervorrufen könnte. Die Erfahrung der Angst schadet dem Kind nicht, sondern sie bewirkt das Gegenteil! Wenn Ihr Kind beispielsweise morgens nicht in den Kindergarten gehen will, weil es trennungsängstlich ist, schicken Sie es trotzdem hin. Diskutieren Sie nicht mit dem Kind darüber, ob es nun in den Kindergarten geht oder nicht. Das verstärkt nur seine Angst. Lassen Sie Ihr Kind nicht zu Hause. Das würde Ihr Kind nur kurzfristig entlasten. Mittel- bis langfristig würden Sie aber sein Vermeidungsverhalten unterstützen. Die Trennungsangst steigert sich dadurch.

Wie bereits erwähnt, ist die Bewältigung von Trennungen von einer Bezugsperson ein wichtiger Meilenstein in der Entwicklung eines Kindes. Für Kinder ist dies ein schwieriger und schmerzhafter Schritt, an dem sie jedoch wachsen und durch den sie Selbstvertrauen gewinnen können. Die Ermutigung von Kindern, sich ängstigenden Situationen auszusetzen, bedeutet, den Kindern etwas zuzutrauen und ihre Autonomie zu stärken. Sie sind keine schlechte Mutter und kein schlechter Vater, wenn Sie Ihr Kind in dieser Situation alleine lassen. Zeigen Sie Ihrem Kind, dass Sie sich nicht von seiner Angst anstecken lassen und sich auch nicht vor seiner Reaktion fürchten. Geben Sie ihm die Sicherheit, dass Sie weiterhin präsent bleiben, auch wenn es sich nicht jeden Moment an Ihnen festhalten kann.

Im Gegensatz zu einem konsequenten, liebevoll-unterstützenden Erziehungsstil kann eine strafende, aggressiv-fordernde Erziehung Ihr Kind überfordern und verunsichern. So können sich Ängste auch verstärken. Strafen schüchtern ein und verstärken die Angstbereitschaft. Eine zu starke Direktivität (z. B. „Du gehst jetzt in den Kindergarten!“) kann schädlich sein. Vermeiden Sie Moralpredigten, nutzlose Überzeugungs- und Erklärungsversuche oder Schimpfen. Eltern glauben manchmal, dass sie ihr Kind so zur Vernunft bringen können und nehmen an, deshalb Druck ausüben zu müssen. Ursache dafür ist häufig ein Gefühl der Hilflosigkeit. Versuchen Sie sich selbst zu kontrollieren und bleiben Sie angesichts der Angst Ihres Kindes standhaft.

Versuchen Sie, Warnungen an Ihr Kind positiv zu formulieren. Wenn Sie beispielsweise befürchten, dass Ihr Kind stürzen könnte, sagen Sie nicht „Fall nicht!“, sondern drücken Sie sich eher positiv aus, indem Sie beispielsweise die Formulierung „Konzentriere dich!“ verwenden. Ihr Kind könnte ansonsten im Sinne einer selbsterfüllenden Prophezeiung tatsächlich hinfallen.

Arbeiten Sie als Eltern zusammen

Besonders wichtig ist es, dass Sie sich als Eltern in Ihren Ansichten über Kindererziehung einig sind. Ansonsten weiß das Kind gar nicht, woran es ist. Auch wenn Sie sich in Ihrer Zusammenarbeit nicht immer vollständig einig sind, kann dies trotzdem die Fähigkeit des Kindes zur Auseinandersetzung mit seiner Angst wesentlich fördern. Sobald das Kind spürt, dass die Eltern zusammenarbeiten, ist dies eine positive Erfahrung für das Kind.

Häufig beschuldigen sich Eltern gegenseitig, für die Ängste des Kindes verantwortlich zu sein. Dann zieht sich ein Elternteil vollständig zurück, weil es annimmt, keine Einflussmöglichkeit zu haben, solange der andere Elternteil sich in einer bestimmten Weise verhält. Meist vertreten Väter klare Forderungen, Mütter dagegen eher einen mitfühlenden, beschützenden Standpunkt. Der Rückzug eines Elternteils schwächt allerdings die Fähigkeit der Eltern, ihr Kind in seiner Auseinandersetzung mit seiner Angst zu unterstützen.

Manchmal untergräbt ein Elternteil auch den Standpunkt des anderen vollständig. Auf diese Weise nimmt das Kind wahr, dass die Eltern sich noch mehr voneinander entfernen, sobald sie versuchen, die Angst ihres

Kindes gemeinsam anzugehen. Das Kind erfährt so, dass seine Ängste Diskrepanzen zwischen seinen Eltern hervorrufen. Dies schwächt sowohl die Fähigkeit der Eltern, ihrem Kind Halt zu geben als auch die Fähigkeit des Kindes, sich mit seiner Angst auseinanderzusetzen.

Üben Sie Entspannungsverfahren ein

Angst geht immer mit körperlicher Anspannung einher. Um alle diese unangenehmen körperlichen Anzeichen der Angst in den Griff zu bekommen, können Sie auch Entspannungsverfahren mit Ihrem Kind einüben. Entspannungsübungen werden dem Kind am besten von einem Erwachsenen vermittelt. Entwickeln Sie daraus ein Ritual. Machen Sie jeden Abend mit Ihrem Kind die Übungen und führen sie die Übungen gemeinsam durch. Ihr Kind wird die Übungen nach wenigen Tagen gelernt haben und ohne Hilfe anwenden können.

Für spezielle Entspannungsübungen und Entspannungsgeschichten gibt es umfangreiche Literatur (z. B. „Kapitän-Nemo-Geschichten" von Ulrike Petermann). Entspannungsübungen für Kinder bauen meist auf abgewandelten Versionen des Autogenen Trainings oder der Progressiven Muskelrelaxation auf. Entspannung hilft dabei, gezielt die physiologischen Angstreaktionen zu senken. Entspannungsübungen sollten in einer sicheren Umgebung, in der sich das Kind geborgen fühlt, erlernt werden. Anschließend werden die Übungen auf den Alltag übertragen. Regelmäßiges Üben zu Hause ist wichtig. Mit der Zeit kann Entspannung so zu etwas Selbstverständlichem und Natürlichem werden. Dies ist Voraussetzung dafür, dass das Kind Entspannungsübungen bei Angst selbstständig einsetzen kann. Das Kind erlebt so ein Gefühl der Selbstkontrolle beim Kind und erhöht seine Fähigkeit, die Angst zu ertragen, die angstauslösende Situation also nicht zu vermeiden.

Ein Beispiel dafür, wie Sie eine Entspannung basierend auf der Methode der Progressiven Muskelrelaxation (PMR) altersgerecht anleiten können, finden Sie im Anhang auf Seite 170. Ist das Kind mit der Methode der PMR bereits vertraut, reicht häufig auch die Durchführung einer Kurzentspannung auf der Grundlage der PMR. Hierbei erhält das Kind die Anweisung, alle Körperteile für kurze Zeit stark anzuspannen (vgl. Anhang auf Seite 168). Aufgrund der Reflexreaktion des Körpers stellt sich eine automatische Entspannung ein. Dies führt dann zur Entspannung des Körpers.

Sie können mit Ihrem Kind auch das kontrollierte Atmen einüben. Hierbei soll das Kind lernen, besonders langsam in den Bauch ein- und auszuatmen. Angstzustände werden von physiologischen Reaktionen (z. B. schnelle Atmung) begleitet, die sich angstverstärkend auswirkten. Sobald das Kind diese physiologischen Reaktionen wahrnimmt, erschrickt es. Wenn es jedoch gelernt hat, seine Atmung zu steuern, hat es eine Möglichkeit, einen Ausweg aus seiner Angst zu finden. Das Kind kann seine Atmung regulieren und das Tempo verlangsamen. Auf diese Weise verbessert Ihr Kind seine Atmung und befreit sich aus seiner Hilflosigkeit. Zur Veranschaulichung kann das Kind sich hinlegen, ein Kuscheltier auf seinen Bauch legen, tief ein- und ausatmen und dabei beobachten, wie sich das Kuscheltier auf seinem Bauch hebt und senkt.

Achten Sie auf sich

Ein ängstliches Kind kann leicht ein Gefühl der Überforderung bei Ihnen auslösen. Sie machen sich Sorgen und haben vielleicht auch Schuldgefühle. Solche Gefühle sind häufig lähmend und in der Regel destruktiv. Schuldgefühle wie „Ich bin schuld, dass mein Kind ängstlich ist“, „Ich bin eine schlechte Mutter/ein schlechter Vater, wenn ich mein Kind im Kindergarten alleine lasse“, „Es ist mein Fehler, wenn mein Kind ängstlich ist“ hindern Sie daran, Ihr Kind angemessen in der Angstsituation zu unterstützen.

Der Kindergarteneintritt kann bei vielen Eltern ambivalente Gefühle hervorrufen. Insbesondere für Mütter oder Väter, die nicht berufstätig sind, beginnt mit dem Kindergarteneintritt ein neuer Lebensabschnitt. Sie müssen sich damit abfinden, nicht mehr rund um die Uhr von ihrem Kind gebraucht zu werden. Sie müssen lernen, die neu gewonnene Zeit wieder sinnvoll für sich zu nutzen.

Wenn Mütter wieder berufstätig sind, können Schuldgefühle auftreten (z. B. das Kind aus „egoistischen“ Motiven „abzuschieben“.). Bei vielen Müttern sind solche Gefühle in irgendeiner Form vorhanden. Nehmen Sie sich Zeit für sich und achten Sie auf Ihre eigene Befindlichkeit und Bedürfnisse. Es hilft, sich über die eigenen Gefühle klar zu werden und sich vielleicht auch mit anderen Müttern auszutauschen.

Sorgen Sie dafür, dass es Ihnen als Eltern gut geht und Sie ausgeglichen sind. Sie können Ihrem Kind nicht helfen, wenn Sie selbst überfordert sind. Identifizieren Sie sich nicht zu stark mit der Angst des Kindes. Suchen Sie sich Unterstützung und möglicherweise auch fachliche Hilfe. Versuchen Sie, ein normales Leben weiterzuführen und sich auf den Alltag zu konzentrieren und sich nicht zu sehr von der Angst Ihres Kindes bestimmen zu lassen.

Unterstützen Sie die sozialen Kontakte mit anderen Kindern

Kinder mit einer sozialen Phobie zeigen ausgeprägte oder andauernde Ängste vor fremden Situationen mit Gleichaltrigen und/oder Erwachsenen. Sie möchten am liebsten Geburtstags- und Familienfeiern, Spielkreise usw. vermeiden. Die Kinder versuchen, sich zurückzuziehen, um den sozialen Kontakten auszuweichen. Ist die Angst extrem ausgeprägt, kann dies zu einer fast gänzlichen Abschottung von der Außenwelt führen. Eltern stellen dann oft die einzige Verbindung zur Außenwelt dar. Wenn sich ein Kind zu Hause abschottet, verstärkt sich die Angst zunehmend, ein Kontakt mit der Außenwelt kommt nicht mehr zustande.

Setzen Sie Ihr familiäres Umfeld und Ihr Kind äußeren Einflüssen aus. Nehmen Sie Ihr soziales Netzwerk (Freunde und Verwandte) zu Hilfe. Ermöglichen Sie Ihrem Kind, Unterstützung durch andere Menschen zu erfahren. Erfahrungen mit anderen Bezugspersonen, wie z.B. Verwandten, stärken die Entwicklung Ihres Kindes.

Es ist nicht immer nötig, in der Nähe zu sein, wenn das Kind Angst hat. Es genügt, das Kind mit Abstand zu begleiten und das Kind mit neuen Herausforderungen und Anreizen der Außenwelt zu konfrontieren.

Eine Geschichte, die schüchternen Kindern Mut macht, enthält beispielsweise das Buch „Der Junge in der Nussschale“ von Anne Gauß. Emil, der Junge in der Nussschale, bekommt manchmal kein Wort heraus. Dann bleibt er stumm, obwohl er sehr gut sprechen kann. Doch zu seinem Glück trifft Emil eine Zauberin, die ihm auf bestimmte Art hilft. Schüchterne Kinder werden in diesem Buch ermutigt, sich etwas zuzutrauen und die eigenen Grenzen zu erweitern.

3.3.2 Wie können Erzieherinnen und Erzieher helfen?

Der Kindergarten stellt für ein Vorschulkind einen wichtigen Lebensbereich dar. Kontakte zu Gleichaltrigen sowie zu Erzieherinnen und Erziehern beeinflussen neben der Familie die Entwicklung des Kindes. Ängstliche Verhaltensauffälligkeiten sind meist besser erkennbar als depressive Symptome. Ein ängstliches Kind zeigt übermäßige und unbegründete Angst. Es weint, klammert, jammert, zieht sich zurück, zeigt aber auch Wutanfälle.

Folgende Anzeichen weisen auf ernst zu nehmenden Angststörungen im Vorschulalter hin:

- Die Ängste äußeren sich in einer massiven Weigerung, in den Kindergarten zu gehen. Sie sind mit untröstlichem Weinen, Anklammern, körperliche Beschwerden, dem Vermeiden von Aktivitäten, andauernden Sorgen um die Bezugspersonen und Wutanfällen verbunden.
- Die Kinder zeigen übertriebene Ängste vor bestimmten Objekten oder Situationen. Sie reagieren mit Weinen, Wutanfällen oder Klammerverhalten.
- Die Kinder zeigen übertriebene Ängste vor fremden Kindern, Erwachsenen oder Situationen und reagieren mit Weinen, Panik, Erstarrung, Klammern und Rückzug.
- Die Kinder machen sich übermäßige oder unbegründete, nicht kontrollierbare Sorgen über verschiedene Lebensbereiche oder Situationen (z. B. ständige Sorgen über Kleinigkeiten).

Wenn Kinder unter einer Angststörung leiden, können Erzieherinnen und Erzieher einen wichtigen Beitrag zur Bewältigung der Ängste leisten. Der folgende Kasten fasst wichtige Regeln im Umgang mit ängstlichen Kindern zusammen.

Regeln für den Umgang mit einem ängstlichen Kind im Kindergarten:

- Achten Sie auf Angststörungen im Vorschulalter.
- Suchen Sie einen engen Austausch mit den Eltern.
- Unterstützen Sie angstbewältigendes, mutiges Verhalten.
- Führen Sie Entspannungsverfahren ein.
- Ermöglichen Sie ängstlichen Kindern Erfolgserlebnisse.
- Beziehen Sie sozial ängstliche Kinder in das Spiel anderer Kinder mit ein.
- Bieten Sie ein Modell für nicht ängstliches Verhalten.

Achten Sie auf Angststörungen im Vorschulalter

Seien Sie sensibel für psychische Auffälligkeiten im Vorschulalter. Eine Angststörung kann sich bereits ab dem 18. Lebensmonat zeigen. Wenn Sie Hinweise auf eine Angststörung bei einem Kind wahrnehmen, suchen Sie am besten das Gespräch mit den Eltern.

Manche Vorschulkinder haben vor dem Kindergarteneintritt noch nie eine Trennung von ihren Eltern erlebt. Im Kindergarten wird das Kind dann erstmals ohne die Begleitung seiner Eltern mit fremden Gleichaltrigen und Erwachsenen konfrontiert. Manche Ängste, wie z. B. soziale oder Trennungsängste, sind den Eltern daher vielleicht noch gar nicht aufgefallen. Ein Kind kann auch besonders große Angst vor bestimmten Objekten, wie z. B. fremden Toiletten, zeigen. Wenn die Angst in bestimmten Situationen übermäßig ausgeprägt und unbegründet ist sowie über mehrere Wochen hinweg anhält, könnte dies ein Hinweis auf eine Angststörung sein.

Suchen Sie einen engen Austausch mit den Eltern

Wenn Sie übermäßige und unbegründete Ängste bei dem Kind bemerken, sprechen Sie die Eltern darauf an. Teilen Sie den Eltern Ihre Beobachtungen mit. Die Eltern werden in der Regel dankbar für Ihre Hinweise sein. Zeigen Sie Verständnis und bieten Sie Ihre Unterstützung an.

Vermitteln Sie den Eltern, dass ihre Bereitschaft, sich Unterstützung zu suchen, für die Auseinandersetzung mit der Angststörung unabdingbar ist. Oft scheuen sich Eltern, Unterstützung von außen zu suchen, weil sie dies als Verletzung ihrer Privatsphäre betrachten. Oder sie empfinden die Ängste ihres Kindes als Beweis ihres eigenen Versagens.

Verdeutlichen Sie den Eltern, dass Grundbedingung für eine gesunde kindliche Entwicklung die schrittweise Konfrontation mit den neuen Anreizen und Herausforderungen der Außenwelt darstellt. Ohne solche Erfahrungen wird die Entwicklung des Kindes gehemmt.

Überlegen Sie mit den Eltern gemeinsam, in welcher Form Sie sie unterstützen können und welche weiteren Schritte sie einleiten. Wenn das Kind beispielsweise extrem trennungsängstlich ist, unterstützen Sie die Verabschiedung von Mutter und Kind. Helfen Sie der Mutter dabei, die Übergabesituation in geeigneter Form zu gestalten. Bitten Sie die Mutter, Ihnen das trennungsängstliche Kind zu überlassen. Vermitteln Sie der Mutter, dass sie, wenn sie dieser Bitte zustimmt, ihr Kind einer Herausforderung aussetzt, nämlich sich an eine neue Realität anzupassen, und das Kind so die Chance hat, zu lernen, dass es die Herausforderung bewältigen kann. Das Kind erhält auf diese Weise die Möglichkeit, sich nicht nur von der Mutter, sondern auch von einer außenstehenden Person, der Erzieherin, unterstützen zu lassen.

Bieten Sie sich als Gesprächspartner und Vertrauensperson für die Mutter an, wenn Sie erleben, dass die Mutter ebenfalls Probleme mit der Trennung von ihrem Kind hat. Versuchen Sie, die Mutter von Schuldgefühlen zu entlasten.

Unterstützen Sie angstbewältigendes, mutiges Verhalten

Beachten Sie ängstliches Verhalten eines Kindes nicht über Gebühr. Loben Sie mutiges Verhalten und ignorieren Sie ängstlich-vermeidendes Verhalten. Zeigen Sie konsequentes Verhalten im Umgang mit einem ängstlichen Kind und räumen Sie ihm keine Sonderposition in der Kindergartengruppe ein. Fordern Sie das Kind entwicklungsangemessen, ohne es zu überfordern. Das Kind soll am normalen Kindergartenalltag teilnehmen.

Um den regelmäßigen Kindergartenbesuch eines trennungsängstlichen Kindes zu gewährleisten, ist es von großer Bedeutung, dass Sie vor Ort das Kind in die Gruppe einbinden. Ihre Aufgabe könnte darin bestehen, dass Kind bei der Konfrontation (Trennung von der Mutter) und beim Abbau seines Vermeidungsverhaltens zu unterstützen.

Treffen Sie gemeinsam mit den Eltern Vereinbarungen bezüglich des Kindergartenbesuchs (z. B. in der 1. Woche zweistündiger Kindergartenbesuch, in der 2. Woche vierstündiger Besuch und in der 3. Woche vollständige Anwesenheit). Begegnen Sie dem Vermeidungsverhalten des Kindes weder mit zu großer Nachgiebigkeit noch mit übermäßiger Strenge.

Führen Sie Entspannungsverfahren ein

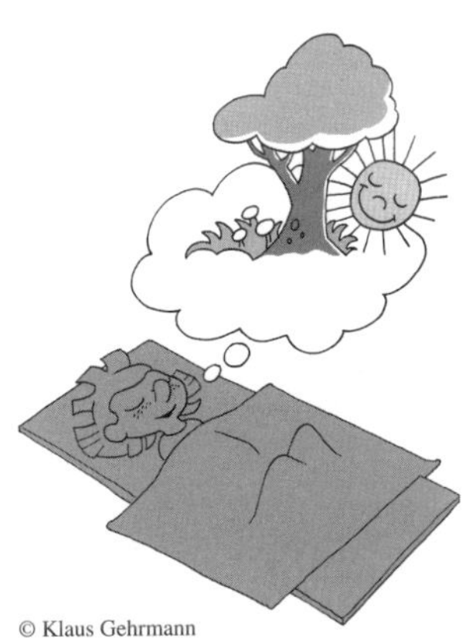

© Klaus Gehrmann

Sie können auch Entspannungsverfahren mit den Kindern einüben. Imaginative Verfahren oder Entspannungsverfahren, wie z. B. (Kurz-)Formen der Progressiven Muskelrelaxation, Autogenes Training oder Fantasiereisen, können Kindern dabei helfen, sich in angstauslösenden Situationen gezielt zu entspannen bzw. eine vorhandene Anspannung abzubauen (vgl. Anleitungen auf Seite 168–174 im Anhang). Beherrscht ein Kind eine Entspannungstechnik, so kann es sich in Angstsituationen alleine besser regulieren. Wenn Sie das Einüben eines Entspannungsverfahrens als Gruppenangebot einsetzen, profitieren auch die anderen Kinder davon.

Ermöglichen Sie ängstlichen Kindern Erfolgserlebnisse

Machen Sie sich die Stärken des Kindes bewusst. Wenn das Kind beispielsweise gern malt oder bastelt, machen Sie ihm entsprechende Angebote. Loben Sie das Kind, wenn es ein Bild gemalt hat oder etwas gebaut hat. Übertragen Sie dem Kind kleine Aufgaben im Kindergartenalltag, damit sich das Kind als wichtiges Kindergartenmitglied und selbstwirksam erleben kann. Auf diese Weise können Selbstbewusstsein und Selbstvertrauen des Kindes gestärkt werden.

Beziehen Sie sozial ängstliche Kinder in das Spiel anderer Kinder mit ein

Sozial ängstliche Kinder ziehen sich häufig zurück und spielen nicht mit anderen Kindern. Sie sind ängstlich, zurückhaltend und spielen häufig alleine. Sie sitzen oft isoliert am Tisch, beobachten die anderen Kinder nur und trauen sich nicht, auf andere Kinder zuzugehen. Aufgrund ihrer zurückhaltenden, schüchternen Art sind sie oft keine interessanten Spielpartner, weshalb sich andere Kinder wiederum von ihnen zurückziehen und nicht auf sie zugehen. Dies führt dazu, dass sich sozial ängstliche Kinder von anderen Kindern abgelehnt fühlen, was wiederum ihre soziale Ängstlichkeit verstärkt.

Versuchen Sie, das Kind in das Spiel anderer Kinder zu integrieren oder machen Sie Angebote für die gesamte Gruppe, bei denen sich das Kind nicht zurückziehen kann und sich mit anderen Kindern auseinandersetzen muss. Helfen Sie dem ängstlichen Kind von anderen akzeptiert zu werden und seine sozialen Ängste zu überwinden.

Bieten Sie ein Modell für nicht ängstliches, mutiges Verhalten

Neben seinen Familienmitgliedern sind Sie eine wichtige Bezugsperson für Kindergartenkinder. Seien Sie Vorbild für das Kind im Umgang mit Angst. Vorschulkinder leben noch in absoluter Abhängigkeit von der Erwachsenenwelt. Sie nehmen die Werte und Normen auf, die ihnen von den Erwachsenen vermittelt und vorgelebt werden. Lernen am sozialen Modell spielt bei der Angstbewältigung eine große Hilfe. Kinder lernen besonders viel, wenn sie andere Menschen (z. B. für sie wichtige Bezugspersonen) imitieren.

Machen Sie dem Kind vor, wie man angemessen mit der angstauslösenden Situation oder einem angstauslösenden Objekt umgeht. Je unbeschwerter und angstfreier Sie sich dann verhalten, desto eher wird das Kind es Ihnen gleichtun. Wenn Sie selbst keine Angst zeigen, wird das Kind sie als Vorbild nehmen.

Als Modelle können auch mutige, starke Figuren aus Bilderbüchern oder Filmen, wie z. B. Pippi Langstrumpf oder Super Mario, genutzt werden. Lesen Sie dem Kind diese Geschichten vor und ziehen Sie Parallelen zu den Ängsten des Kindes. Daneben können Sie mögliche Angstsituationen auch in Form von Spielen mit Puppen oder in Form von Rollenspielen simulieren. Wenn das Kind beispielsweise Angst vor Hunden hat, können Sie mit einem Kuscheltier die Konfrontation mit einem Hund nachspielen. Tauschen Sie dann abwechselnd die Rollen mit dem Kind. So kann das Kind sich spielerisch mit der Angstthematik auseinandersetzen.

3.3.3 Therapeutische Hilfe für Kinder mit Angststörungen

Die meisten Kinder mit Ängsten benötigen keine Therapie, sie lernen meist selbstständig oder mit Hilfe der Eltern bzw. der Unterstützung anderer Bezugspersonen, mit ihrer Angst umzugehen. Wenn Ihr Kind jedoch Symptome einer Angststörung zeigt, sollten Sie fachliche, professionelle Hilfe aufsuchen.

Therapeutische Hilfe können Sie von Kinder- und Jugendlichenpsychotherapeuten sowie von Fachärzten für Kinder- und Jungendpsychiatrie und Psychotherapie erhalten. Diese sind in eigener Praxis niedergelassen oder in Kliniken oder Beratungsstellen beschäftigt. Sie werden mit Ihnen und Ihrem Kind ein ausführliches Gespräch führen, um sich ein genaues Bild von Ihrem Kind und seinen Ängsten zu verschaffen. Die Diagnosestellung bei Angststörungen beruht überwiegend auf der klinischen Einschätzung durch den Therapeuten bzw. Facharzt. Dabei hat die Erhebung der Krankheitsgeschichte einen besonderen Stellenwert. Auch die Beobachtung des Miteinanders zwischen Kind und Eltern bzw. dem Untersucher dient der genauen diagnostischen Einschätzung. Daneben spielen allgemeine Fragebögen und Interviews mit den Eltern und/oder dem Kind eine wichtige Rolle. Eine psychologische Testung, z. B. mit einem Entwicklungs- oder Intelligenztest, kann ebenfalls wichtige Erkenntnisse liefern. Auch sollte das Kind kinderärztlich untersucht werden, um körperliche Ursachen auszuschließen. Nach einer ausführlichen Diagnostik werden die Fachleute entscheiden, ob eine Psychotherapie notwendig ist oder ob auch nur eine Beratung der Eltern und des Kindes über das Störungsbild ausreichend wäre bzw. welche weiteren Hilfen eingeleitet werden sollten.

Eine Beratung bei Angststörungen ist besonders wichtig, da Eltern oft eigene Ängste und Angststörungen haben. Eltern müssen dann intensiv in die Therapie einbezogen werden. Ängstliche Eltern haben oft Schwierigkeiten, ihre Kinder im Umgang mit Ängsten zu unterstützen und tragen dadurch dazu bei, die Angstsymptomatik aufrechtzuerhalten. Im Sinne des Modelllernens übernehmen Kinder das ungünstige Bewältigungsverhalten der Eltern. Ängstliche Eltern schränken ihre Kinder in ihrer Autonomie ein, diskutieren Konflikte, sind überfürsorglich, können schlecht Grenzen setzen und unterstützen aktiv das kindliche Vermeidungsverhalten.

In dem folgenden Beispiel reichte eine Beratung der Eltern vollkommen aus, um die schweren Trennungsängste bei Vanessa zu reduzieren.

Beispiel: Vanessa

Vanessa, ein genau dreijähriges Mädchen, wurde wegen Trennungsängsten vorgestellt. Die Mutter berichtet, dass die Ängste begannen, als bei Vanessa eine Operation am Trommelfell ohne Narkose im Alter von 11 Monaten durchgeführt wurde. Vanessa musste festgehalten werden und die Mutter befürchtet, sie habe einen Schock bekommen. Seitdem schreit sie nachts öfter und schläft nur noch bei den Eltern. Inzwischen ist sie so trennungsängstlich, dass die Mutter nichts alleine unternehmen kann. Sie macht sich große Sorgen über den Kindergarteneintritt.

In der Untersuchungssituation war Vanessa schüchtern und zurückhaltend, versteckte sich hinter der Mutter und gab kaum Antwort. Ihr Lieblingsspieltier war dabei, das sie immer begleitete und beschützte. Vanessa verfügt über eine durchschnittliche Intelligenz, leichte sprachliche und motorische Probleme.

Vanessas Eltern wurden beraten, wie sie in schwierigen Trennungssituationen mit ihrer Tochter umgehen sollten. Aufgrund dieser Beratung besserte sich die Problematik deutlich, so dass eine weitergehende Therapie nicht notwendig wurde.

Ziel einer psychotherapeutischen Behandlung bei Angststörungen ist es, das Kind wieder in die Lage zu versetzen, sich in der angstauslösenden Situation ohne Vermeidungsverhalten zu behaupten. Die Eltern und das Kind werden im ersten Schritt über normale Ängste und in Abgrenzung dazu über Angststörungen aufgeklärt. Außerdem werden die Komponenten der Angst (Körpersymptome, Gedanken, Verhalten) erläutert (vgl. Kasten auf Seite 93). Sie erhalten Informationen über die Ursachen und die Aufrechterhaltung von Ängsten. Beim Kind sollte immer auf altersgerechte Vermittlung dieser Informationen geachtet werden. Hierzu könnten beispielsweise Bücher verwendet, die diese Informationen in kindgerechter Form darstellen (z. B. das bereits erwähnte Buch von Kirsten Boie).

Angststörungen im Vorschulalter können ambulant oder stationär psychotherapeutisch behandelt werden. Eine medikamentöse Therapie kann aufgrund der fehlenden Datenlage nicht empfohlen werden.

Unterstützung der Eltern

Wie schon mehrfach betont, haben nicht nur Kinder, sondern häufig auch Eltern Angststörungen. Wenn diese schwer ausgeprägt sind, ist es oft erforderlich, dass auch die elterlichen Angststörungen behandelt werden. Sich selbst Hilfe zu suchen, ist oft das Beste, was Sie als Eltern für Ihr Kind tun können. Wenn Sie Ihre Ängste bewältigen, wird Ihr Kind es umso leichter schaffen.

Jugendhilfe

Manche Familien sind so belastet, dass sie zusätzlich zur Psychotherapie praktische Unterstützung im häuslichen Umfeld benötigen. Wenn Eltern in der Erziehung ihres Kindes überfordert sind, können sie pädagogische Unterstützung und Hilfen beim Jugendamt beantragen. Das Jugendamt oder andere Träger bieten solche Jugendhilfemaßnahmen an. Das Jugendamt übernimmt die Koordination dieser Hilfen. In einem Gespräch mit den Mitarbeitern des Jugendamtes wird entschieden, welche Jugendhilfemaßnahmen im Einzelfall notwendig sind. Es ist wichtig, solche weitergehenden Hilfen einzuleiten, wenn Eltern beispielsweise in der Erziehung ihres Kindes überfordert sind, selbst psychisch oder körperlich erkrankt sind, andere familiäre Belastungsfaktoren wie elterliche Streitigkeiten im Rahmen einer Trennung vorliegen oder das Kind besondere Auffälligkeiten im Kindergarten zeigt.

Stationäre oder tagesklinische Behandlung

In den meisten Fällen ist eine ambulante Psychotherapie bei einem niedergelassenen Kinder- und Jugendlichenpsychotherapeuten oder Kinder- und Jugendpsychiater ausreichend. In besonders schweren Fällen ist eine teil- oder vollstationäre Psychotherapie notwendig. Dies ist dann der Fall, wenn die Symptome der Angststörungen besonders schwer ausgeprägt sind, wenn eine ausgeprägte soziale Beeinträchtigung durch die Angststörung auftritt, wenn die Angststörungen gleichzeitig mit andere Störungen auftreten oder wenn besondere familiäre Belastungsfaktoren vorhanden sind.

Bei Andreas, einem zweijährigen Kind, waren die Ängste so schwer ausgeprägt, dass eine stationäre Behandlung zusammen mit seiner Mutter, die unter Depressionen litt, erforderlich war.

Beispiel: Andreas

Bei Andreas, einem zwei Jahre und zwei Monate altem Kind, war eine stationäre Behandlung wegen seiner schweren Trennungsängste notwendig. Die Mutter berichtete, dass er sich überhaupt nicht von ihr lösen könnte und lediglich sein Vater als weitere Betreuungsperson akzeptierte. Er schläft im elterlichen Bett und muss mit Hilfe der Mutter einschlafen. Gegenüber der Mutter verhält er sich oppositionell, verweigernd und aggressiv. Oft beißt und schlägt er seine Mutter und ignoriert ihre Aufforderung. Die Mutter-Kind-Beziehung ist sehr schwer belastet.

Während der Schwangerschaft musste die Mutter aufgrund von vorzeitigen Wehen drei Monate lang liegen. Die Entwicklung von Andreas war bisher unauffällig, insgesamt war er von seiner Art her ein lebhaftes Kind.

Beim Erstkontakt war Andreas scheu und sozial zurückgezogen und gab nur einzelne Laute von sich. Seine Motorik war gesteigert. Nach anfänglicher Zurückhaltung löste er sich vom Schoß der Mutter und nahm dann wechselnde Spielaktivitäten wahr. Gegenüber seiner Mutter verhielt er sich oppositionell und sehr dominant. Diese war im Kontakt zu Andreas überfürsorglich, hilflos, emotional nicht verfügbar und konnte auf seine Signale nicht eingehen.

Die Mutter leidet unter einer Depression, auch die Elternbeziehung ist belastet.

Aufgrund der Depression der Mutter sowie der Trennungsangst des Kindes war die stationäre Behandlung auf einer Mutter-Kind-Station sehr hilfreich. Zunächst wurden mit der Mutter Ursachen und aufrechthaltende Bedingungen der Ängste bearbeitet. So wurde besprochen, dass die Vermeidung angstbesetzter Situationen durch das mütterliche Verhalten verstärkt wurde. Dagegen wurde aktives selbstständiges kindliches Verhalten durch sie nicht gefördert. Die eigene Ängstlichkeit und Depression veranlasste die Mutter zu einem besonders behütenden, schützenden Erziehungsverhalten. Die einzige Möglichkeit, intensive Gefühle bei der Mutter hervorzurufen, bestand bei Andreas in aggressivem Verhalten. Im stationären Bereich wurden schrittweise unter intensiver Anleitung der Mutter Trennungssituationen eingeübt. Mutter und Kind lernten, sich voneinander zu trennen und die Zeit alleine und entspannt zu genießen. Nach einer deutlichen Besserung der Symptomatik wurde die Behandlung ambulant fortgesetzt.

Ambulante Psychotherapie

Der Schwerpunkt bei der Behandlung von Angststörungen im Vorschulalter liegt vor allem auf kognitiv-verhaltenstherapeutischen Verfahren und auf Elterntrainings. Diese haben sich in der Behandlung von Angststörungen als am wirksamsten erwiesen. Bei Angststörungen ist die enge Einbindung der Eltern unbedingt erforderlich, am besten in Form von spezifischen Eltern-Kind-Therapien bzw. -Trainings. In einem Elterntraining erhalten Eltern Informationen über Ängste, Bewältigungsstrategien, soziale Kompetenzen und Prinzipien einer Konfrontationsbehandlung.

Die bereits im Kapitel 2.3.3 vorgestellte Eltern-Kind-Interaktions-Therapie (PICT), eine Kombination von spieltherapeutischen und verhaltenstherapeutischen Elementen, ergänzt mit einem Elterntraining ist auch bei Angststörungen wirksam. Wie bei der Therapie der Depression beginnt man hierbei auch mit einem Spieltraining mit dem Ziel, die Beziehung zwischen Eltern und Kind zu verbessern und zu entspannen.

Im zweiten Schritt werden spezielle verhaltenstherapeutische Interventionen wie die Konfrontation eingeführt. In Studien hat sich die PCIT vor allem in der Behandlung von Trennungsängsten als hoch wirksam erwiesen (Choate et al., 2005).

Bei TAFF (Trennungs-Angstprogramm Für Familien) handelt es sich um ein kognitiv-verhaltenstherapeutisches Eltern-Kind-Programm, welches speziell für Kinder mit Trennungsangst entwickelt wurde (Schneider et al., 2011). Das Programm besteht aus Sitzungen, die mit dem Kind, und den Eltern alleine durchgeführt werden sowie aus gemeinsamen Stunden. Es umfasst Elemente der Information, Beratung und Konfrontation. Zudem werden kindgerechte Materialien eingesetzt. Das „Being Brave Program" von Hirschfeld-Becker et al. (2010) stellt ein vergleichbares kognitiv-verhaltenstherapeutisches Eltern-Kind-Training dar.

Leider gibt es in Deutschland bisher kaum speziell auf Angststörungen abgestimmte Elterntrainings, die bei Eltern mit ängstlichen Kleinkindern eingesetzt werden können. Alternativ bietet sich hier der Einsatz von eher allgemein gehaltenen Elterntrainings, wie z. B. das PEP-Programm (Plück et al., 2006), oder Angebote des Kinderschutzbundes (z. B. „Starke Eltern – starke Kinder") an.

In psychodynamischen Eltern-Kind-Therapien kann der Zusammenhang zwischen den kindlichen Ängsten, Aggressionen und Konflikten sowie den oft nicht bewussten elterlichen Ängsten oder traumatischen Erfahrungen bewusst gemacht und erarbeitet werden, was oft zu einem Rückgang der kindlichen Angstsymptomatik führt. Dabei sind fokussierte Kurzzeittherapien wie die Psychoanalytische Kurzzeittherapie (PaKT; Göttken & von Klitzing, 2013) besonders geeignet.

Die Durchführung einer jahrelangen Spieltherapie ohne Fokus auf die Angstbewältigung ist dagegen nicht zu empfehlen.

Kognitive Verhaltenstherapie

Ab dem Alter von 3 Jahren können auch klassische kognitiv-verhaltenstherapeutische Verfahren zum Einsatz kommen. In der Verhaltenstherapie wird sich der Therapeut zu Beginn anhand von Gesprächen und

Fragebögen ein genaues Bild von Ihrem Kind und seinem familiären Hintergrund machen. Für jeden Einzelfall entwickelt der Therapeut gemeinsam mit den Eltern ein individuelles Erklärungsmodell (Wie hat sich die Angst entwickelt? Welche Faktoren halten sie aufrecht?), aus dem konkrete Behandlungsansätze abgeleitet werden. Die konkreten therapeutischen Maßnahmen werden besprochen und eingeleitet.

Der Therapeut vermittelt den Eltern zunächst Hintergrundwissen über die Angst, ebenso dem Kind in altersgerechter Weise. In der Therapie werden die Probleme behandelt, die die Angst verursachen und aufrechterhalten. Neben Aufgaben und praktischen Übungen werden auch spielerische, kreative Elemente in der Therapie eingesetzt. Zwischen den Therapiesitzungen erhält das Kind Hausaufgaben, um das Besprochene in den Alltag zu übertragen.

Besonders wichtig in der Angsttherapie ist die Einbeziehung der Eltern in den therapeutischen Prozess. Der Therapeut wird mit Ihnen wichtige Strategien zum Umgang mit Ihrem Kind und seiner Angststörung entwickeln. Bezugspersonen werden geschult, angstfreies Verhalten, Konfrontation mit der angstauslösenden Situation sowie Problemlösungsversuche des Kindes zu belohnen und Vermeidungsverhalten zu ignorieren. Reaktionen der Eltern, die die Angstsymptomatik unterstützen, wie überfürsorgliches Verhalten, werden unterbunden.

Einen weiteren zentralen Baustein in der Verhaltenstherapie von Angststörungen bildet die Konfrontationsbehandlung. Das Kind wird schrittweise an die angstauslösenden Situationen herangeführt. Auf der Basis einer Angsthierarchie werden konkrete Übungen für die Konfrontation mit dem Kind und den Eltern entworfen. Auf der untersten Ebene der Angsthierarchie befindet sich die am wenigsten, auf der obersten die am meisten angstauslösende Situation.

Vor der Konfrontationsbehandlung wird dem Kind das Vorgehen in altersgemäßer Weise erklärt, indem anhand von bereits bewältigten Ängsten des Kindes verdeutlicht wird, wie man am besten seine Angst verliert. Bereits Vorschulkinder können verstehen, dass man seine Angst nur verliert, wenn man sich ihr stückweise aussetzt. Belohnungen können für die Kooperationsbereitschaft des Kindes eingesetzt werden.

Auch innerhalb einer Konfrontationsstufe kann die schrittweise Annäherung an den Angstreiz verstärkt werden.

So kann beispielsweise bei Trennungsängsten die Trennung von den Eltern weiter unterteilt werden, indem die Distanz zu den Eltern variiert wird (Das Kind bleibt erst alleine bei den Großeltern, dann alleine bei einem Freund und schließlich alleine im Kindergarten). Die Anwesenheit der Eltern kann auch Stück für Stück ausgeblendet werden (Die Mutter warten zunächst vor dem Gruppenraum im Kindergarten, dann vor dem Kindergartengebäude und schließlich vor dem Tor). Bedeutsam ist in jedem Fall, dass nicht die Angstfreiheit, sondern das Unterlassen der Vermeidung verstärkt wird.

Zwei Fallbeispiele

Damit das Vorgehen in einer verhaltenstherapeutischen Behandlung nachvollziehbar wird, sollen im Folgenden zwei Beispiele ausführlich dargestellt werden. Im ersten Beispiel geht es um die 5 Jahre und 9 Monate alte Lilly, die unter phobischen Ängsten vor Tieren leidet.

Beispiel: Lilly
Lilly berichtet von phobischen Ängsten vor Tieren, insbesondere vor Hunden, Katzen und Spinnen. Die Ängste schränken sie deutlich in ihrem Alltag ein. Sie ist einmal vom Fahrrad gefallen, als ihr ein Hund entgegen gekommen ist. Sie geht nicht mehr alleine hinaus und hält sich an der Mutter fest, wenn sie Hunde sieht. Sie besucht auch ihre Freundinnen nicht, wenn diese einen Hund oder eine Katze haben. Lilly hat dann Angstsymptome mit Herzrasen, Zittern, Schweißausbrüchen und Beklemmungsgefühlen. Die Mutter sucht nun Hilfe für ihre ängstliche Tochter.

Lilly wächst als Einzelkind bei den Eltern auf. Die Mutter ist eine sehr fürsorgliche, sehr behütende Frau. Sie ist auch selbst sehr ängstlich und ekelt sich auch vor Tieren: „Ich mag Tiere einfach nicht.“ Es gibt eine sehr enge Mutter-Tochter-Beziehung. Der Vater ist ein strenger und fordernder Mann. Mit ihren Freundinnen hat Lilly einen guten Kontakt, sie belastet allerdings, dass sie manche Freundinnen aufgrund ihrer Ängste nicht besuchen kann. Lilly hat keine negativen Erlebnisse mit Tieren gemacht.

Folgendes Erklärungsmodell wurde für Lillys Tierphobie entwickelt:

Lillys phobische Ängste sind durch modellhaftes (Mutter mag keine Tiere, eklig) und informelles Lernen (Hunde sind gefährlich) gut zu erklären. Hinzu kommen allerdings weitere Einflussvariablen. So wächst Lilly in einem sehr ambivalenten Klima der Überbehütung durch die Mutter und der fordernden Erziehung durch den Vater auf. Auf der Beziehungsebene bekommt sie vermittelt „Du kannst es nicht, ich muss es für dich tun“ (Mutter) bzw. „Zeige Leistung, dann erkenne ich dich an“ (Vater). Für die Entwicklung eines stabilen Selbstwertgefühls ist dieses Klima schädlich. Lilly entwickelt Annahmen über sich, die die eigene Inkompetenz hervorheben und sie unter Leistungsdruck setzen.

Hinzu kommt die modellhaft vorgelebte Ängstlichkeit der Mutter, die dazu führt, dass diese die Ängste der Tochter durch eine besonders enge Bindung zu lindern sucht. In der Folge erlebt sich Lilly als nicht ausreichend selbstwirksam, um notwendiges Kompetenzgefühl im Alltag aufzubauen. Lilly bleibt in der kindlichen Rolle und wird nicht genügend in ihrer Autonomie gestärkt.

Folgende Therapieziele wurden erarbeitet:

Übergeordnetes Ziel der Therapie war die Reduktion der Angststörung. Hierzu musste Lilly ihre vermeidende Haltung aufgeben, um neue, korrigierende Erfahrungen mit Tieren machen können. Langfristig sollte sie auch in ihrem Selbstwertgefühl, in ihrer Selbstwirksamkeitserwartung und Autonomie gestärkt werden. Hierzu mussten die Eltern in die Therapie eingebunden werden. Lillys starke Ressourcen und insbesondere die fehlende negative Erfahrungen mit Tieren gaben gemeinsam mit der freiwilligen Therapiemotivation Anlass zu einer günstigen Prognose.

Diese Ziele wurden durch folgende Interventionen erreicht:

Zunächst wurde durch eine behutsame und wertschätzende Exploration ein vertrauensvolles Arbeitsbündnis etabliert. Gemeinsam mit den Eltern wurde eine Erklärung für Lillys Ängste erarbeitet, welches die ganze Familie ein Stück entlastete.

Mittels altersgerechter Psychoedukation lernte Lilly ihre eigenen Ängste zu erkennen und zu begreifen. Die bisherigen Bemühungen der Familie sollten Wertschätzung erfahren, um eine Entlastung zu erreichen. Lilly wurde in altersgerechter Weise über die Folgen ihres Vermeidungsverhaltens aufgeklärt. Eine Liste von Vor- und Nachteilen der Ängste wurde erstellt, um Anreize für die Veränderung des Verhaltens zu schaffen (z. B. Besuch von Freundinnen mit Tieren, der bisher nicht möglich war). Nachdem anhand des Bilderbuchs „Selina Pumpernickel und die Katze Flora" von Susi Bodahl bei Lilly eine Bereitschaft zur Konfrontation mit angstmachenden Situationen aufgebaut wurde, wurden Techniken der Angstreduktion und -bewältigung (Konzentration auf die Atmung) geübt.

Eine Angsthierarchie wurde erstellt und eine entsprechende Konfrontationsübung mit einem Hund schließlich angegangen. Zur Reduktion der zugrunde liegenden Störungsmuster wurden die Eltern mit einbezogen. Sie wurden auf die Folgen ihres jeweiligen Verhaltens aufmerksam gemacht und dazu angeleitet, mehr auf die Tochter einzugehen (Vater) bzw. ihre Autonomie stärker zu fördern (Mutter). Sie lernten rasch, ihre Tochter durch Lob und Verstärkung im Aufbau eines stabilen Selbstwertgefühls zu unterstützen. Auch waren sie sehr geschickt, Lilly in kleineren Aufgaben in das tägliche Geschehen einzubinden, wodurch ihr Selbstwertgefühl deutlich zunahm.

Lilly zeigte schnell Vertrauen und konnte ihre Vermeidungshaltung reduzieren. Behutsam konnte die Exposition angegangen werden. Lilly konnte schließlich einen Hund in der Praxis streicheln, ließ sich die Hand ablecken und führte den Hund zuletzt sogar zum Spazieren aus.

Durch die Konfrontationsübungen konnte ein deutlicher Rückgang der Angstsymptomatik beobachtet werden. Lilly bewegte sich in der Stadt nun wesentlich freier und versteckte sich nicht mehr hinter der Mutter. Die Familie schaffte außerdem zwei Kaninchen an, die Lilly liebevoll umsorgte. Auch zeigte Lilly deutlich mehr Selbstständigkeit und ihr Selbstwertgefühl war durch die Therapie gestärkt worden.

Benno, ein 4 Jahre und 10 Monate alter Junge, leidet unter Höhenangst, d. h. einer spezifischen Phobie. Im Folgenden werden die einzelnen Therapieschritte ausführlich dargestellt.

Beispiel: Benno

Die Mutter berichtet von ausgeprägten Ängsten ihres Sohnes. Dieser ist sehr ängstlich, kann keine Treppen laufen, nicht von Bergen hinabgehen, nicht auf Klettergerüste steigen und hat erhebliche Höhenängste. Er klammert dann sehr an der Mutter, was diese dann verstärkt. Benno ist in letzter Zeit zudem zunehmend oppositionell, gibt Widerworte und hält sich nicht mehr an Vereinbarungen. Er gerät schnell in heftige Wutausbrüche. Die Symptomatik besteht schon seit einiger Zeit, sei jedoch seit letztem Jahr stärker geworden. Damals wurde ein angeborener Herzfehler diagnostiziert. Es hatte einige Hinweise auf Herzprobleme gegeben, bis die Eltern sich zu einer medizinischen Abklärung entschlossen. Benno war über 4 Tage in stationärer Behandlung und wurde auf Medikamente eingestellt. Die Eltern fühlten sich von den Ärzten nicht genügend aufgeklärt. Allerdings traten seitdem keine weiteren Symptome auf.

Benno wächst als Einzelkind bei seinen Eltern auf. Die Mutter hat ihre eigenen Bedürfnisse vollkommen aufgegeben und betreut ihren Sohn zu 100 %. Sie ist sehr ängstlich, überfürsorglich und geht beispielsweise um 19:00 Uhr mit dem Kind im gleichen Bett schlafen. Sie hat große Angst vor einem Herzstillstand bei ihrem Kind und fürchtet, dass Benno sterben könnte. Der Vater ist ebenfalls sehr verwöhnend. Er setzt keine Grenzen und ist genauso besorgt wie die Mutter. Auf das ängstliche Verhalten des Kindes gehen beide Eltern sehr verstärkend ein. Benno besucht gerne den Kindergarten und hat dort gut Anschluss an Gleichaltrige gefunden. Er ist dort auch nicht oppositionell.

Folgendes Erklärungsmodell wurde entwickelt:

Im Wesentlichen sind es ungünstige Lernprozesse, die zu Bennos Ängsten geführt haben. So wird dem Jungen modellhaft ein Weltbild vermittelt, welches äußerliche Gefahren überschätzt und eigene Bewältigungsressourcen unterschätzt. Durch ihr überbehütendes Verhalten gibt die Mutter ihm vor allem die Botschaft: „Alleine kannst du es nicht!“ Natürliche Autonomiebestrebungen, die in diesem Alter anstehen, werden unterdrückt, was zu Anspannung führt, die sich in Wutanfällen entladen. Mit der Diagnose eines angeborenen Herzfehlers verschärfte sich das behütende Verhalten der Mutter. Damit traten die Wutanfälle und das oppositionelle Verhalten verstärkt in den Vordergrund. Beide Eltern lassen eine konsequente Erziehung vermissen, die Erziehung ist primär auf die Bedürfniserfüllung ihres Kindes ausgerichtet. Dies fördert Bennos Frustrationstoleranz nicht ausreichend. Benno erhält durch den Ausdruck seiner Ängste erhebliche Zuwendung durch die Eltern. Vor allem die Mutter versucht, ihm seine Ängste zu nehmen. Dadurch wird jedoch das Vermeidungsverhalten verstärkt und die Ängste werden gerade dadurch aufrechterhalten.

Folgende Ziele der Therapie wurden definiert:

Übergeordnete Therapieziele waren die Reduktion der phobischen Ängste und die Reduktion der Wutausbrüche. Hierzu sollten die Eltern im Aufbau einer konsequenteren erzieherischen Haltung unterstützt werden. Sie sollten lernen, gewünschtes Verhalten gezielt zu verstärken. Sie sollten ihren Sohn zu mehr Autonomie anleiten und so sein Selbstwirksamkeitserleben stärken. Benno sollte im Aufbau von Frustrationstoleranz und Selbstwirksamkeitserleben unterstützt werden. Seine starken persönlichen Ressourcen gaben gemeinsam mit der freiwilligen Therapiemotivation Anlass zu einer günstigen Prognose.

Die Ziele wurden durch folgende Interventionen erreicht:

Zunächst wurde durch eine behutsame und wertschätzende Exploration ein vertrauensvolles Arbeitsbündnis etabliert. Mittels altersgerechter Psychoedukation erkannte Benno wie seine Ängste entstehen. Er wurde dazu angeleitet, seine Gefühle genau zu erkennen und zu benennen. Behutsam wurde die vermeidende Bewältigungshaltung mit Benno thematisiert. Spielerisch wurden zugrunde liegende irrationale, ängstliche Überschätzungen von Gefahr und Unterschätzungen eigener Bewältigungsmöglichkeiten infrage gestellt und zugunsten förderlicher Annahmen verändert.

Es wurde gemeinsam eine Angsthierarchie erstellt und eine systematische Konfrontation (gemeinsam mit der Mutter) angestrebt. Hierbei sollte unterstützend über imaginative Techniken ein „Helferteam" (d. h. Beschützer oder Begleiter) zum Einsatz kommen. Zudem sollte er lernen, der Angst gegenläufige körperliche Reaktionen zu erzeugen, wobei die „Kapitän-Nemo-Geschichten" von Ulrike Petermann und Atemübungen hilfreich waren. Auch wurden gemeinsam Vorbilder gesucht, an welchen Benno im Sinne eines Modelllernens Orientierung findet. Mittels „Mutsätzen" sollte er lernen, sich in kritischen Momenten selbst zu bestärken.

Die Eltern wurden über die Folgen ihres Verhaltens in Bezug auf Bennos Ängste aufgeklärt. Sie wurden dazu angeleitet, erzieherische Ziele und Haltungen zu entwickeln und diese im Alltag umzusetzen. Die Mutter wurde dazu angeleitet, dem Sohn nicht die ängstlichen Erfahrungen nehmen zu wollen, sondern ihn vielmehr bei der Bewältigung zu unterstützen. Die Eltern lernten, ihren Sohn durch Lob und Verstärkung im Aufbau von Selbstwirksamkeitserwartung und Autonomie zu unterstützen. Sie wurden dazu ermutigt, mehr Informationen zum Umgang mit der Herzerkrankung von Fachärzten einzufordern und sich umfassend beraten zu lassen.

Da Benno engagiert, motiviert und zuverlässig war, wurde die Therapie schnell zu einem „sicheren Ort" für ihn, an dem er lernte, offen über seine Schwierigkeiten zu sprechen. Gemeinsam wurde ein individuelles

Störungsbild erarbeitet, so dass Benno wirklich verstand, dass seine vermeidende Haltung seine Ängste aufrechterhielt. Auch die Mutter begriff schnell ihren Einfluss auf die Aufrechterhaltung der Störung. Gemeinsam wurde eine Konfrontation mit den angstbesetzten Situationen angegangen. Zur Überwindung seiner Höhenangst wurden zusätzlich „Zauberschuhe" eingeführt. Hierzu kaufte die Mutter Benno neue Schuhe, die beim Auftreten blinkten, und erklärte sie zu Zauberschuhen, mit denen er jetzt mühelos Treppen laufen konnte.

In der Folge reduzierten sich die Ängste erheblich. Benno konnte Treppen ohne Schwierigkeiten gehen, kletterte auf Klettergerüste und konnte sogar alleine von Erhöhungen heruntergehen.

Beide Fälle verdeutlichen, wie wirksam eine kognitive Verhaltenstherapie bei Ängsten ist. Nach einer erfolgreichen Therapie müssen weder die Eltern noch das Kind weiter unnötig leiden – und das Kind ist zudem für die nächsten Entwicklungsschritte gestärkt.

4 Doppelt belastet: Depression und Angststörungen bei jungen Kindern

4.1 Wenn Depression und Angststörung gleichzeitig auftreten

Das gleichzeitige Auftreten von Störungen wird mit dem Fachausdruck „Komorbidität" bezeichnet. Dies bedeutet, dass neben der Grundstörung eine oder mehrere abgrenzbare Begleitstörungen vorhanden sind. Ganz einfach ausgedrückt: Es handelt sich bei komorbiden Störungen um eine Doppel- oder Mehrfachdiagnose. Neuere Studien aus Norwegen von Wichström und Mitarbeitern konnten zeigen, dass Komorbidität, d. h. das Auftreten von zwei oder mehr Störungen, bei Vorschulkindern besonders häufig ist und fast die Hälfte der 4-jährigen Kinder mit einer psychischen Störungen betrifft (Wichström et al., 2012, 2014).

Diese Störungen können per Zufall zusammen auftreten und keine kausale Verbindung miteinander haben, d. h. eine Störung ist nicht die Ursache für die andere. Da sowohl Angststörungen als auch depressive Störungen insgesamt häufig auftreten, kann also ein Kind zufälligerweise sowohl eine depressive Störung als auch eine Angststörung haben.

Zum Teil kann das gleichzeitige Auftreten der Störungen jedoch auch dadurch erklärt werden, dass bestimmte Belastungen und Risiken in einer Familie vorhanden sind, die sowohl zu Angst- als auch zu depressiven Störungen führen können (z. B. Lebensereignisse oder die Eltern leiden selbst unter einer psychische Störung und die Kinder übernehmen durch Modelllernen bestimmte Verhaltensweisen).

Schließlich kann eine Störung auch die andere begünstigen und bedingen. So ist es durchaus möglich, dass ein Kind mit einer Depression sich sozial zurückzieht, Kontakte vermeidet und durch die fehlende Stimulation mit anderen Kindern Ängste vor sozialen Situationen entwickelt. Andererseits kann ein Kind mit schweren Trennungsängsten in der Folge eine Depression entwickeln.

4.1.1 Gemeinsamkeiten von Depressionen und Angststörungen

Depressionen und Angststörungen haben viele Gemeinsamkeiten. Beide gehören zu den sogenannten „internalisierenden" Störungen. Der Begriff „internalisierend" deutet an, dass die Symptome nach „innen" gerichtet sind, d. h. sie haben primär eine subjektive Empfindungsqualität, wie z. B. Unglücklichsein, Interessenlosigkeit oder Angst. Erst im zweiten Schritt zeigen sich diese „inneren" Gefühle nach außen mit einem auffälligen Verhalten, wie z. B. Spielunlust oder Vermeidung. Von daher ist es sinnvoll, dass beide Störungen zu den „unsichtbaren" Leiden gezählt werden. Angststörungen werden normalerweise jedoch eher erkannt als Depressionen, die besonders still verlaufen und deshalb besonders häufig übersehen werden.

Im Gegensatz dazu werden sogenannte „externalisierenden" Störungen meist schnell erkannt, weil betroffene Kinder ein nach außen gerichtetes, auffallendes Verhalten (z. B. motorische Unruhe, erhöhte Ablenkbarkeit oder provozierendes, aggressives Verhalten) zeigen.

Eine weitere Gemeinsamkeit ist die Altersabhängigkeit. Jüngere Kleinkinder haben seltener Depressionen und Angststörungen als ältere Vorschulkinder. Auch sind bei beiden Störungen Mädchen ähnlich häufig betroffen wie Jungen. Später ändert sich dies: Im Schulkind- und Jugendalter leiden mehr Mädchen als Jungen unter Depressionen und Angststörungen.

Eine weitere Gemeinsamkeit zeigt sich darin, dass die Eltern oft ebenfalls depressive und Angststörungen aufweisen. Die elterliche Depression ist ein besonders schwerer Risikofaktor, der die Entwicklung von jungen Kindern langfristig beeinflussen kann. Eltern, die selbst unter einer Depression leiden, „stellen sich nicht an" oder sind „schlechte Eltern". Im Gegenteil, sie sind oft um das Wohlergehen ihres Kindes sehr besorgt, können aber aufgrund ihrer eigenen Störung und Antriebsminderung nicht optimal auf ihr Kind eingehen. So ist aus Studien bekannt, dass Eltern mit Depression kindliche Signale und Bedürfnisse nicht adäquat wahrnehmen und interpretieren. Langfristig können Kinder durch eine solche eingeschränkte Interaktion mit ihren Eltern nicht nur depressive, sondern auch oppositionelle Störungen entwickeln. Falls Sie eine depressive Störung bei sich vermuten, holen Sie sich bitte eigene therapeutische Hilfen.

Auch der Zusammenhang zwischen elterlichen Angststörungen und dem Auftreten von Angststörungen bei ihren Kindern ist in Studien mehrfach aufgezeigt worden. Eltern mit einer Angststörung neigen häufig dazu, ihre Kinder in ihrer Selbstständigkeit einzugrenzen. Zudem kommt es häufig zu einer Verstärkung der Ängste, weil die Kinder ihre Eltern als Vorbild nehmen (Modelllernen). Genauso wie Eltern kindliche Ängste begünstigen und aufrechterhalten können, können sie ihren Kindern jedoch auch dabei helfen, dass sich die Ängste zurückbilden. Wenn Sie den Verdacht haben, selbst unter einer Angststörung zu leiden, dann sollten Sie therapeutische Hilfe in Anspruch nehmen.

Wie bereits erwähnt, gibt es in Studien Hinweise, dass sich insbesondere die generalisierte Angststörung und die Depression oft nicht klar voneinander abgrenzen lassen. In der bereits zitierten norwegischen Studie fanden sich große Überlappungen zwischen Depressionen und generalisierten Ängsten (Wichström et al., 2014). Dies ist nachvollziehbar, da sich das Grübeln, die Sorgen und die negativen Gedanken bei der generalisierten Angststörung tatsächlich mit den pessimistischen Gedanken der Depression decken.

4.1.2 Wie häufig treten Depression und Angststörungen gleichzeitig auf?

Komorbide Störungen bei Kindern mit Depression

In einer großen amerikanischen Studie der Arbeitsgruppe von Luby aus St. Louis wurden 174 depressive 3- bis 5-jährige Kinder untersucht. 28 % der Kinder, d. h. fast ein Drittel der Kinder, hatte zusätzlich eine Angststörung (Luby et al., 2003a). Dies unterstreicht nochmals die Überschneidungen und Ähnlichkeiten der beiden Problembereiche. Sehr viel häufiger als Angststörungen zeigten sich laut dieser Studie jedoch externalisierende Störungen: 42 % der Kinder hatten eine

ADHS, 62 % eine Störung des Sozialverhaltens und bei 41 % waren sowohl eine ADHS als auch eine Störung des Sozialverhaltens vorhanden.

Dies bedeutet, dass bei jungen Kindern mit Depressionen eine zusätzliche externalisierende Störung eher die Regel als die Ausnahme darstellt. Entsprechend ist es sinnvoll, bei Kindern im Vorschulalter, die unter einer Depression leiden, gezielt zu untersuchen, ob gegebenenfalls zusätzlich auch noch eine Aufmerksamkeitsdefizit-/Hyperaktivitätsstörung (ADHS) oder eine Störung des Sozialverhaltens vorliegt. Bei jungen Kindern mit externalisierenden Störungen sollten wiederum depressive Probleme nicht übersehen werden.

Zusätzlich zeigt die Studie von Luby und Mitarbeitern (2006) noch etwas Außergewöhnliches: Normalerweise wirkt es sich negativ aus, wenn Kinder gleich unter zwei Störungen leiden. In dieser Studie zeigt sich jedoch, dass Kinder, die unter einer Kombination aus depressiver Störung und ADHS bzw. einer Störung des Sozialverhaltens litten, in ihrer Spiel- und ihrer Funktionsfähigkeit deutlich besser gestellt waren als Kinder, die nur eine depressive Störung hatten. Dies bedeutet, dass eine zusätzlich vorhandene „externalisierende" Störung als Schutzfaktor gilt und eher zum Ausgleich der depressiven Symptomatik führt. Mit anderen Worten: Ein depressives Kind, das zusätzlich unruhig, ungesteuert und aggressiv ist, ist weniger emotional belastet als ein Kind, das nur traurig und zurückhaltend ist. Die enge Verbindung von externalisierenden Störungen und Depressionen zeigt sich auch darin, dass Elterntrainings für ADHS und Störungen des Sozialverhaltens bei Depressionen sehr wirksam sind. Eine neue Studie (Luby et al., 2012), die die Eltern-Kinder-Interaktions-Therapie (PCIT-ED) bei Vorschulkindern mit Depressionen untersucht hat, erbrachte erstaunlich positive Effekte.

Auch in einer neueren Studie aus Leipzig (von Klitzing et al., 2014) konnte die Bedeutung komorbider Störungen bei Kindern mit einer Depression aufgezeigt werden: Von 236 untersuchten Kinder im Alter von fünf Jahren hatten 18 Kinder eine Kombination aus Depression und Angststörung, 43 Kinder litten unter einer „reinen" Angststörung, aber nur 3 Kinder hatten eine „reine" Depression.

Auch in der großen norwegischen Studie von Wichström und Mitarbeitern (2012) konnte gezeigt werden, dass die „reine“ Depression bei 4-jährigen Kindern selten vorkommt: 76,8 % der Kinder mit einer Depression hatten auch noch eine andere Störung – bei 37 % war es eine Angststörung. 20,8 % der Kinder mit einer Angststörung hatte zusätzlich eine weitere Störung – in 12,0 % der Fälle war die Depression die häufigste komorbide Störung.

Komorbide Störungen bei Kindern mit Angststörungen

In der bereits mehrfach erwähnten Studie aus Leipzig (von Klitzing et al., 2014) wurden Kinder mit einer „reinen“ Angststörung mit Kindern, die sowohl eine Angst- als auch eine depressive Störung hatten, verglichen. Kinder, die unter beiden Störungen litten,

- waren schwerer beeinträchtigt,
- hatten nicht nur häufiger weitere Angststörungen, sondern auch Störungen des Sozialverhaltens, und
- hatten mehr Probleme mit Gleichaltrigen.

Außerdem waren bei diesen Kindern

- häufiger familiäre Belastungen, ungünstige Wohnverhältnisse und familiäre Konflikte vorhanden,
- der elterliche Stress und psychische Probleme (wie Depression und psychosomatische Beschwerden) ausgeprägter.

Die Autoren der Studie folgern daraus, dass das gleichzeitige Vorhandensein einer depressiven und einer Angststörung im Vorschulalter eine besonders gravierende und schwere Kombination darstellt. Diese Kinder bedürfen deshalb einer ganz besonderen Fürsorge, da sie in ihrer Entwicklung gefährdet sind.

Wie hängen Angst und Depression zusammen? Dazu gibt es mehrere Möglichkeiten:

- Wenn ein Kind depressiv ist, kann es seine Ängste nicht adäquat kontrollieren. Es wird z. B. größere Schwierigkeiten haben, eine ängstigende Trennungssituation auszuhalten.

- Andersherum gilt: Wenn Kinder nicht adäquat ihre Ängste bewältigen können, können sich Gefühle der Hilfslosigkeit und Hoffnungslosigkeit entwickeln, die in einer Depression münden können.

Kinder mit Angststörungen leiden häufig zusätzlich unter einer weiteren Angststörung. So kommt es in der Praxis häufig vor, dass ein Kind sowohl eine Trennungsangst als auch eine soziale und spezifische Phobien hat. Dies war auch bei Steffi der Fall:

Beispiel: Steffi

Steffi, ein drei Jahre und vier Monate altes Mädchen, leidet unter mehreren spezifischen Phobien und Trennungsängsten. Seit einem schweren Gewitter vor ca. drei Monaten leidet sie unter panischen Ängsten vor Wind, Flugzeugen und Zügen. Wenn sie ein Flugzeug hört, hält sie sich voller Panik die Ohren zu. Seit dieser Zeit ist sie auch sehr trennungsängstlich, schreit und zieht sich an den Haaren, wenn die Mutter sie morgens im Kindergarten verabschiedet. Sie will auch nicht mehr im Freien spielen. Sie ist grobmotorisch sehr unsicher.

Die Schwangerschaft war durch Erbrechen und vorzeitigen Wehen belastet. Steffi wurde eine Woche vor dem Termin durch Kaiserschnitt geboren. Ihre motorische und sprachliche Entwicklung war verzögert, schon immer war sie ein zurückhaltendes und schüchternes Kind. Steffi hat keine weiteren Geschwister.

In der Untersuchungssituation war sie sozial zurückgezogen, scheu und gab keine Antworten. Sie saß auf dem Schoß der Mutter. Die Mutter wirkte überbehütend und berichtete von eigenen Ängsten, auch vor Gewittern. Als Kind hatte sie ebenfalls Trennungsprobleme und Phobien.

Bei Steffi ist davon auszugehen, dass das überbehütende, protektive Verhalten der Mutter die Angststörung verstärkt. Bei Steffi und ihrer Mutter wurde eine interaktionsbezogene Psychotherapie unter Verwendung von Videoaufnahmen durchgeführt.

Am zweithäufigsten treten bei Kindern mit einer Angststörung Depressionen als komorbide Störung auf. Dies wird in der folgenden Fallbeschreibung deutlich:

Beispiel: Martina

Martina ist ein vier Jahre und vier Monate altes Mädchen, das neben einer depressiven Störung noch an sozialen und Trennungsängsten leidet. Im Kontakt mit Gleichaltrigen ist sie sehr unsicher, zurückhaltend und ängstlich, meidet Blickkontakt und hat Probleme, Freundschaften herzustellen.

Die Eingewöhnung im Kindergarten war sehr schwierig, nach einem Gruppenwechsel traten erneut Probleme auf. So saß sie ein halbes Jahr im Kindergarten nur weinend auf der Fensterbank und bekam keinen Anschluss an die Gruppe. Seitdem sie eine Integrationshilfe im Kindergarten erhält, ist sie etwas aufgeschlossener gegenüber Gleichaltrigen geworden, kann jedoch nicht von sich aus auf andere Kinder zugehen. Wenn sie sich verunsichert fühlt oder Konflikte auftreten, benötigt sie Hilfe von Erwachsenen. Es gelingt ihr nicht, im Spiel Grenzen zu setzen und nein zu sagen, wenn sie etwas nicht möchte. Sie ist insgesamt sehr gewissenhaft, hält sich an Regeln, passt sich jedoch den Wünschen anderer an.

Verstärkt wird Martinas Problematik durch ihre motorischen Probleme. Sie hat Koordinations- und Gleichgewichtsprobleme und ist beim Laufen langsamer als andere Kinder. Sie hat Angst vor Treppen, hat ein sehr unsicheres Gangbild, vor allem bei unebenen Untergründen, und stürzt häufig.

Martina litt nach der Geburt unter Drei-Monats-Koliken und erhielt Frühförderung wegen ihrer Entwicklungsprobleme. Die Mutter ist aufgrund einer eigenen körperlichen Erkrankung, die sie sehr einschränkt, selbst hoch belastet.

In der Untersuchungssituation war Martina schüchtern, antwortete nur vereinzelt auf Fragen, suchte gelegentlich Kontakt zu ihren Eltern. Es fiel auf, dass die Mutter von sich aus wenige Spielinitiativen mit dem Kind ergriff. Martina hat eine durchschnittliche Intelligenz, aber ausgeprägte motorische Probleme.

Bei Martina kann man davon ausgehen, dass ihre eigenen motorischen Probleme plus die zusätzlichen Einschränkungen ihrer Mutter sowohl die Depression als auch die Ängste verstärkt haben. Es wurde empfohlen, die Integrationsmaßnahme im Kindergarten fortzusetzen, um eine emotionale Stabilisierung zu erzielen, ihre Kontakte mit anderen Kindern zu fördern und so zu einem positiven Selbstwertgefühl zu kommen. Dringend erforderlich war eine Ergotherapie wegen der motorischen Probleme. Eine Haushaltshilfe zur Unterstützung der Familie wurde beantragt. Falls die Probleme weiterhin bestehen sollten, wurde eine Psychotherapie empfohlen.

Das gleichzeitige Vorkommen einer ADHS ist bei Angststörungen dagegen eher die Ausnahme. Auch eine Störung des Sozialverhaltens kommt praktisch so gut wie nicht zusätzlich vor. Es gibt Studien, die zeigen, dass sich Angststörungen sogar als Schutzfaktor gegenüber Störungen des Sozialverhaltens auswirken können. Ein ängstliches Kind hat ein sehr viel geringeres Risiko, störendes, aggressives Verhalten zu zeigen und verletzt Regeln und Normen seltener.

Zusammengefasst kann man somit unterstreichen, dass bei jungen Kindern Angst und Depression überdurchschnittlich häufig gemeinsam auftreten und mit einer höheren Belastung im Alltag einhergehen. Ansonsten sind die beiden Störungen durchaus unterschiedlich. Depressive Kinder haben häufig zusätzlich eine ADHS oder eine Störung des Sozialverhaltens, Kinder mit einer Angststörung dagegen nicht. Bei Kindern mit einer Angststörung sollte man immer prüfen, ob eventuell nicht noch eine weitere Angststörung vorhanden ist, da dies häufig der Fall ist.

4.2 Wie man Kindern mit Depression und Angststörungen helfen kann

Wie beschrieben können junge Kinder sowohl eine (oder mehrere Angststörungen) und eine depressive Störung gleichzeitig haben. Das Feststellen, d. h. die Diagnose der spezifischen Störungen ist gerade in solchen Fällen von besonderer Bedeutung. Erst wenn man zu einer klaren Einschätzung gekommen ist, lässt sich das therapeutische Vorgehen gezielt planen.

So ist es wichtig, selbst zwischen Störungen, die sich sehr ähneln wie die Depression und die generalisierte Angststörung, zu unterscheiden. Bei der Depression steht die Spielunlust, die Antriebsminderung und die unglückliche Stimmung im Vordergrund – bei der generalisierten Angststörung das ängstliche Grübeln, das Rückversichern und das Vermeiden von angstauslösenden Situationen.

Diese Unterscheidung ist wichtig, da neuere Studien eindeutig zeigen, dass Vorschulkinder, die unter einer Depression und einer Angststörung leiden, in ihrer Entwicklung besonders gefährdet sind – und auch, dass ihre Eltern überdurchschnittlich belastet sind. Diese Gruppe verdient deshalb besondere Aufmerksamkeit.

Die Therapie komorbider Störungen unterscheidet sich nicht von den Grundprinzipien, die bei der Behandlung der Depression und der Behandlung von Angststörungen in den Kapiteln 2 und 3 bereits dargelegt wurden. Wichtig ist in der Praxis nur, eine Reihenfolge in der Behandlung festzulegen. Manchmal ist es sogar möglich, zwei Störungen gleichzeitig zu behandeln. Gerade bei der generalisierten Angststörung und der Depression bietet es sich aufgrund der großen Ähnlichkeiten an, beide Problembereiche simultan mit einer Therapie anzugehen.

In anderen Fällen ist es sinnvoller, zunächst eine Störung zu behandeln und dann zu schauen, ob sich die jeweils andere Problematik auch bereits verbessert hat oder noch zusätzlich behandelt werden muss. So kann es bei einem jungen Kind mit einer spezifischen Phobie und einer depressiven Störungen durchaus angebracht sein, zunächst die spezifische Phobie (z. B. vor Hunden) verhaltenstherapeutisch zu behandeln. Wenn sich das Kind wieder frei bewegen kann und eine Konfrontation mit einem Hund nicht mehr befürchtet, ist es durchaus möglich, dass ein Teil oder alle depressiven Symptome sich spontan zurückbilden. Falls sie dennoch weiter bestehen, sollte auch die Depression psychotherapeutisch behandelt werden.

In manchen Fällen kann auch ein Wechsel der Therapieform sinnvoll sein. So gibt es in der Praxis durchaus Situationen, in der eine spezifische Phobie verhaltenstherapeutisch und die depressive Störung eher tiefenpsychologisch behandelt wird. Eine klare Regel für die Festlegung der Reihenfolge gibt es nicht. Bei der Therapieplanung von zwei (oder mehr) Störungen sind die jeweilige Ausprägung der Störung, der Leidensdruck des Kindes und die Wünsche der Eltern entscheidend.

Auch sonst unterscheidet sich der Umgang mit Kindern mit zwei oder mehreren Störungen nicht grundsätzlich. Die Empfehlungen für Eltern und Erzieher, die in den Kapiteln 2 und 3 ausführlich dargestellt wurden, gelten auch hier. Oft wird es möglich sein, das Kind bei der Bewältigung beider Störungen gleichzeitig zu unterstützen.

In anderen Fällen wird man wieder ein schrittweises Vorgehen wählen. Wenn ein Kind z.B. eine soziale Angst und eine Trennungsangst aufweist, kann es im Rahmen des Kindergartens sinnvoll sein, das Kind in der Gruppe zunächst in Ruhe zu lassen und es nicht aktiv in angstauslösende Gruppensituationen (z.B. vor der Gruppe etwas aufzusagen) zu bringen. Eltern und Kind werden zunächst unterstützt, die Trennungssituation zu bewältigen. Anschließend wird es viel einfacher sein, die Bewältigung der sozialen Ängste anzugehen.

Zusammenfassend kann festgehalten werden, dass es wichtig ist, das komorbide Auftreten von Angst und depressiven Störungen zu erkennen. Beide Störungen treten häufig gemeinsam auf und zeigen viele Ähnlichkeiten. Dennoch sind es zwei verschiedene Störungen, die mit unterschiedlichen Begleitproblemen einhergehen. Wenn die beiden Störungen jedoch gemeinsam auftreten, handelt es sich um eine besondere Risikokonstellation, da Kinder und Eltern wesentlich mehr belastet sind.

5 Fazit und Ausblick

Ziel dieses Buches ist es, Eltern, Erzieherinnen und Erzieher sowie andere Bezugspersonen für Problembereiche zu sensibilisieren, die bisher leider bei jungen Kindern häufig übersehen werden: Depression und Angststörungen. Neben einem Überblick über den aktuellen Forschungsstand, war es ein wichtiges Anliegen, praktische Hinweise zur Erkennung und Einschätzung dieser Probleme zu geben. Dazu wurden auch zahlreiche Beispiele aus der Praxis angeführt.

Manche Kinder leiden unter ausgeprägten Störungen, die einer genauen Abklärung bedürfen und eine Beratung und gegebenenfalls eine Behandlung erforderlich machen. Viele Kinder weisen leichtere Symptome von Angst und Depression auf – und sind dennoch in ihrem Alltag beeinträchtigt. Auch diese Kinder leiden und können durch Ihre Unterstützung wesentlich profitieren.

Für die Zukunft ist zu wünschen, dass die „stillen Leiden" von Vorschulkindern intensiver erforscht werden, um noch gezielter den betroffenen Kindern und Familien helfen zu können. Genauso ist es zu wünschen, dass dieses Wissen allen Betroffenen zur Verfügung gestellt wird.

Anhang

Literatur

AWMF (in Vorb.). Leitlinien zu psychischen Störungen im Säuglings-, Kleinkind- und Vorschulalter (S2k). AWMF-online Nr.: 028/028.

Biederman, J., Hirshfeld-Becker, D. R., Rosenbaum, J. F., Herot, C., Friedman, D., Snidman, N. et al. (2001). Further evidence of association between behavioral inhibition and social anxiety in children. *American Journal of Psychiatry, 158,* 1673–1679. http://doi.org/10.1176/appi.ajp.158.10.1673

Bufferd, S. J., Dougherty, L. R., Carlson, G. A., Rose, S. & Klein, D. N. (2012). Psychiatric disorders in preschoolers: continuity from ages 3 to 6. *American Journal of Psychiatry, 169,* 1157–1164. http://doi.org/10.1176/appi.ajp.2012.12020268

Choate, M. L., Pincus, D. B., Eyberg, S. M. & Barlow, D. H. (2005). Parent-Child Interaction Therapy for the treatment of separation anxiety in young children: a pilot study. *Cognitive and Behavioral Practice, 12,* 126–135.

Equit, M., Paulus, F., Fuhrmann, P., Niemczyk, J. & Gontard, A. von (2011). Comparison of ICD-10 and DC: 0–3R diagnoses in infants, toddlers and preschoolers. *Child Psychiatry and Human Development, 42,* 623–633. http://doi.org/10.1007/s10578-011-0237-2

Friedrich, S. & Friebel, V. (2011). *Kindern Mut machen. Hilfe bei Schüchternheit und Ängsten.* Köln: BALANCE buch + medien verlag.

Fuhrmann, P., Equit, M., Schmidt, K. & Gontard, A. von (2014). Prevalence of depressive symptoms and associated developmental disorders in preschool children: a population-based study. *European Child and Adolescent Psychiatry, 23,* 219–224. http://doi.org/10.1007/s00787-013-0452-4

Gaffrey, M. S., Luby, J. L., Belden, A. C., Hirshberg, J. S., Volsch, J. & Barch, D. M. (2011). Association between depression severity and amygdala reactivity during sad face viewing in depressed preschoolers: An fMRI study. *Journal of Affective Disorders, 129,* 364–370.

Göttken, T. & Klitzing, K. von (2013). *Manual for short-term psychoanalytic child therapy (PaCT).* London: Karnac Books.

Gontard, A. von (2010). *Säuglings- und Kleinkindpsychiatrie. Ein Lehrbuch.* Stuttgart: Kohlhammer Verlag.

Hirschfeld-Becker, D. R., Masek, B., Henin, A., Blakely, C. R., Pollock-Wurman, R. A., McQuade, J. & Biederman, J. (2010). Cognitive behavioral therapy for 4- to 7-year old children with anxiety disorders: A randomized clinical trial. *Journal of Consulting and Clinical Psychology, 78,* 498–510.

Kast-Zahn, A. & Morgenroth, H. (2007). *Jedes Kind kann schlafen lernen* (3. Aufl.). München: Gräfe & Unzer.

Klein-Heßling, J. & Lohaus, A. (2012). *Stresspräventionstraining für Kinder im Grundschulalter* (3. Aufl.). Göttingen: Hogrefe.

Klitzing, K. von, White, L. O., Otto, Y., Fuchs, S., Egger, H. & Klein, A. (2014). Depressive comorbidity in preschool anxiety disorder. *Journal of Child Psychology and Psychiatry,* published online ahead of print. http://doi.org/10.1111/jcpp.12222

Luby, J. L., Heffelfinger, A., Koenig-McNaught, A. L., Brown, K. & Spitznagel, E. (2004). The preschool feelings checklist: A brief and sensitive screening instrument for depression in young children. *Journal of the American Academy of Child and Adolescent Psychiatry, 43,* 708–717.

Luby, J. L., Heffelfinger, A. K., Mrakotsky, C., Brown, K. M., Hessler, M. J., Wallis, J. M. & Spitznagel, E. (2003a). The clinical picture of depression in preschool children. *Journal of the American Academy of Child and Adolescent Psychiatry, 42,* 340–348. http://doi.org/10.1097/00004583-200303000-00015

Luby, J. L., Heffelfinger, A., Mrakotsky, C., Brown, K., Hessler, M. & Spitznagel, E. (2003b). Alterations in stress cortisol reactivity in depressed preschoolers relative to psychiatric and no-disorder comparison groups. *Archives of General Psychiatry, 60,* 1248–1255.

Luby, J. L., Lenze, S. & Tillman, R. (2012). A novel early intervention for preschool depression: findings from a pilot randomized controlled trial. *Journal of Child Psychology and Psychiatry, 53,* 313–322. http://doi.org/10.1111/j.1469-7610.2011.02483.x

Luby, J. L., Si, X., Belden, A. C., Tandon, M. & Spitznagel, E. (2009). Preschool depression: Homotypic continuity and course over 24 months. *Archives of General Psychiatry, 66,* 897–905. http://doi.org/10.1001/archgenpsychiatry.2009.97

Luby, J. L., Sullivan, J., Belden, A., Stalets, M., Blankenship, S. & Spitznagel, E. (2006). An observational analysis of behavior in depressed preschoolers: further validation of early-onset depression. *Journal of the American Academy of Child and Adolescent Psychiatry, 45,* 203–212.

Paulus, F. W., Backes, A., Sander, C. S., Weber, M. & Gontard, A. von (2014). Anxiety disorders and behavioral inhibition in preschool children: a poulation-based study. *Child Psychiatry and Human Development,* published online ahead of print. http://doi.org/10.1007/s10578-014-0460-8

Petermann, U. (2001). *Die Kapitän-Nemo-Geschichten. Geschichten gegen Angst und Stress*. Freiburg i. Br.: Herder Spektrum.

Plück, J., Wieczorrek, E., Wolff Metternich, T. & Döpfner, M. (2006). *Präventionsprogramm für Expansives Problemverhalten (PEP). Ein Manual für Eltern- und Erziehergruppen.* Göttingen: Hogrefe.

Schneider, S., Blatter-Meunier, J., Herren, C., Adometto, C., In-Albon, T. & Lavallee, K. (2011). Disorder-specific cognitive-behavioral therapy for separation anxiety disorder in young children: A randomized waiting-list-controlled trial. *Psychotherapy and Psychosomatics, 80,* 206–215.

Wichström, L. & Berg-Nielsen, T. S. (2014). Psychiatric disorders in preschoolers: the structure of DSM-IV symptoms and profiles of comorbidity. *European Child and Adolescent Psychiatry, 23,* 551–562. http://doi.org/10.1007/s00787-013-0486-7

Wichström, L., Berg-Nielsen, T. S., Angold, A., Egger, H. L., Solheim, E. & Sveen, T. H. (2012). Prevalence of psychiatric disorders in preschoolers. *Journal of Child Psychology and Psychiatry, 53,* 695–705. http://doi.org/10.1111/j.1469-7610.2011.02514.x

ZERO TO THREE. (2005). *Diagnostic classification of mental health and developmental disorders of infancy and childhood* (rev. ed.). Washington, DC: ZERO TO THREE Press.

Weiterführende Literatur der Autoren

Bolten, M., Möhler, E. & Gontard, A. von (2013a). *Exzessives Schreien, Schlaf- und Fütterprobleme. Informationen für Eltern und Erzieher* (Ratgeber Kinder- und Jugendpsychotherapie, Bd. 17). Göttingen: Hogrefe.

Bolten, M., Möhler, E. & Gontard, A. von (2013b). *Psychische Störungen im Säuglings- und Kleinkindalter: Exzessives Schreien, Schlaf- und Fütterstörungen* (Leitfaden Kinder- und Jugendpsychotherapie, Bd. 17). Göttingen: Hogrefe.

Gontard, A. von (2010). *Säuglings- und Kleinkindpsychiatrie. Ein Lehrbuch.* Stuttgart: Kohlhammer Verlag.

Kinderbuch-Empfehlungen – eine Auswahl

Thema Trauer

- *Abschied von Opa Elefant. Eine Bilderbuchgeschichte über den Tod* von Isabel Abedi (Ellermann)
- *Ballade vom Tod* von Koos Meinderts, Harrie Jekkers und Piet Grobler (Gerstenberg)
- *Das platte Kaninchen* von Bárður Oskarsson (Jacoby & Stuart)
- *Der Kummerkönig. Bilderbuch mit Ratgeber* von Lydia Keune-Sekula, herausgegeben von Wendepunkt e.V. Elmshorn (mebes & noack)
- *Ein Himmel für Oma. Ein Bilderbuch über das Sterben und den Tod* von Antonie Schneider (Coppenrath)
- *Fips versteht die Welt nicht mehr. Wenn Eltern sich trennen* von Jeannette Randerath (Thienemann)
- *Leb wohl, lieber Dachs* von Susan Valey (Annette Betz, Verlag im Verlag Carl Ueberreuter)
- *Sofie im Sorgenlabyrinth. Kinder finden Auswege* von Erika Meyer-Glitza (iskopress)
- *Wie der kleine Rosa Elefant einmal traurig war und wie es ihm dann besser ging* von Monika Weitze (Bohem Press)
- *Wir sind immer für dich da! Wenn Mama und Papa sich trennen* von Harriet Grundmann (Coppenrath)

Thema Gefühle

- *Heute bin ich* von Mies van Hout (aracari)
- *Ich und meine Gefühle* von Holde Kreul (Loewe)

Thema Ängste

- *Anna zähmt die Monster. Therapeutische Geschichten für Kinder* von Doris Brett (iskopress)
- *Das Traumfresserchen* von Michael Ende (Thienemann)
- *Der Junge in der Nussschale. Eine Geschichte, die schweigenden, stotternden und schüchternen Kindern Mut macht* von Anne Gauß (iskopress)
- *Domino und die Angst. Ein therapeutisches Bilderbuch für Kinder, Jugendliche und Erwachsene* von Monika Wieber (iskopress)
- *Dunkel* von Lemony Snicket (NordSüd)

- *„Hast du Angst?" fragte die Maus. Vierfarbiges Bilderbuch* von Rafik Schami (Beltz & Gelberg)
- *Ich wär so gern auch abends groß. Allein schlafen ohne Angst* von Anja Freudinger (Balance buch + medien)
- *Jakob der Angstbändiger* von Erika Meyer-Glitza (iskopress)
- *Juli und das Monster* von Jutta Bauer und Kirsten Boie (Beltz & Gelberg)
- *Kirsten Boie erzählt vom Angsthaben* von Kirsten Boie (Oetinger)
- *Mitten in der Nacht. Eine Geschichte für große und kleine Angsthasen* von Matthias Hütter (iskopress)
- *Monster unter Willis Bett* von Angelika Glitz (Thienemann)
- *Selina Pumpernickel und die Katze Flora* von Susi Bodahl (Nord-Süd)
- *Wo die wilden Kerle wohnen* von Maurice Sendak (Diogenes)

Thema Kindergarten

- *Endlich im Kindergarten* von Nina Dulleck (Coppenrath)
- *Mein Kindergarten* von Doris Rübel (Reihe: Wieso? Weshalb? Warum? Junior 24, Ravensburger Buchverlag)

Kurzentspannung (PMR)

Ich zähle jetzt bis 3. Sobald ich bei 3 ankomme, spannst du alle deine Muskeln im Körper an. Du musst die Hände zu Fäusten ballen, die Arme anspannen und steif werden lassen, die Augen fest schließen, den Bauch anspannen und einziehen und die Beine von oben bis unten fest anspannen.

1, 2, 3! Spann alles an: Hände, Arme, Augen, Mund, Bauch, Beine!

Jetzt zähle ich bis 10, dann kannst du alles loslassen!

1, 2, 3, 4, 5, 6, 7, 8, 9, 10! Lass jetzt los!

Beispiel für eine Fantasiereise[1]

Kätzchen lauscht am See den Wellen

Zwei Enten im Schilf recken plötzlich die Hälse. Schilfvögel rucken unruhig in ihren Nestern, schreien einmal – und liegen dann ganz still. Die Enten schwimmen schnell hinaus auf den offenen See. Einen Augenblick ist es ganz ruhig – dann raschelt es im Schilf und das Kätzchen tritt heraus, auf die schöne Uferstelle, wo es manchmal liegt.

Es steht ein Weilchen und schaut sich um. Da ist nur der Wind im Schilf und der Wind über dem See. Ab und zu hört es einen hellen Bussard Ruf aus dem Himmel. Und die Enten.

Dann legt es sich hin, das Kätzchen. Es legt sich ganz bequem hin und schließt seine Augen. Es schließt die Augen und achtet auf alles um sich herum. Und es achtet auf sich. Es fühlt sich ganz ruhig.

Es spürt die Schwere der Erde. Und es spürt seine eigene Schwere. Seine Pfötchen sind schwer, schön schwer. Fühlst du wie schwer seine Pfötchen sind? Das ganze Kätzchen ist schwer, schön schwer. Es fühlt die Schwere seines Leibes auf der Erde.

Es spürt die Wärme der Sonne auf seinem Fell. Und es spürt die Wärme in sich. Seine Pfötchen sind warm, schön warm. Fühlst du wie warm seine Pfötchen sind? Das ganze Kätzchen ist warm, schön warm. Es fühlt die Wärme der Sonne die es durchströmt.

Das Kätzchen hört die Wellen des Sees ans Ufer schlagen. Und die Wellen laufen wieder zurück, in den See. Hoch und nieder, hin und her.

Und das Kätzchen fühlt seinen Atem. Sein Atem geht hin und her, ein und aus, ganz von allein. Das Kätzchen spürt, wie es ruhiger wird. Es wird ruhiger und ruhiger, wenn es auf seinen Atem achtet. Es spürt die Ruhe in sich und die Schwere, die Wärme – und eine Leichtigkeit. So liegt es da und achtet genau auf die Stille. Es ruht sich aus und fühlt die neue Kraft tief in sich wachsen.

---

1 aus Friedrich und Friebel (2011, S. 161 f.).

Progressive Muskelrelaxation (PMR)[2]

Wir werden heute eine ganz besondere Übung ausprobieren. Man kann sie machen, um sich wohler zu fühlen. Man nennt sie auch Entspannungsübung.

Mit dieser Übung kannst du lernen, dich zu entspannen, wenn du dich nervös und gestresst fühlst. Diese Übung ist sehr trickreich, denn du kannst sie nach einer Weile auch machen, wenn andere dabei sind, ohne dass die das merken.

Damit diese Übung aber richtig funktionieren kann, gibt es einige Regeln:

Erstens musst du genau das machen, was ich sage, auch wenn sich etwas im ersten Moment vielleicht etwas komisch anhört. Und zweitens musst du deine Aufmerksamkeit auf deinen Körper lenken. Achte während der Übung darauf, wie sich deine Muskeln anfühlen, wenn sie angespannt sind und wie sich deine Muskeln anfühlen, wenn sie entspannt sind.

Jetzt werden wir die Entspannungsübung zusammen machen. Leg dich möglichst bequem auf den Boden. Lass deine Hände ganz locker neben deinen Beinen liegen. Und jetzt schließe deine Augen und öffne sie erst, wenn ich es dir sage. Wenn du deine Augen nicht länger geschlossen halten kannst, dann schau einfach an die Decke. Denke daran, genau das zu machen, was ich dir sage und genau darauf zu achten was dein Körper dabei macht.

So, und jetzt geht es los: Mach als erstes deine rechte Hand zu einer Faust. Stell dir vor, du hast eine dicke, gelbe Zitrone in deiner rechten Hand. Drück sie ganz fest zusammen: Versuch den ganzen Saft der Zitrone herauszuquetschen. Achte auf die Anspannung in deiner Hand und deinem Arm. Und nun lass die Zitrone einfach fallen. Achte darauf, wie sich die Hand jetzt, wenn sie entspannt ist, anfühlt.

Nimm eine neue Zitrone und zerquetsche sie wieder mit der rechten Hand: Drück sie noch fester zusammen als die erste Zitrone. Und jetzt lass die Zitrone fallen und entspanne.

2 in Anlehnung an Klein-Heßling und Lohaus (2012, S. 41–43). © Göttingen: Hogrefe. Abdruck erfolgt mit Genehmigung des Verlages.

Und nun mach das gleiche mit der linken Hand. Nimm eine Zitrone in deine linke Hand und drück sie ganz fest zusammen. Versuche den ganzen Zitronensaft herauszuquetschen. Achte auf die Anspannung in deiner Hand und in deinem Arm. Und nun lass die Zitrone fallen und entspanne. Merkst du, wie viel besser sich die Hand und der Arm anfühlen, wenn sie entspannt sind?

Als nächstes spann deine Arme an. Stell dir vor, du wärst eine faule schläfrige Katze. Du willst dich so richtig recken und strecken. Streck deine Arme weit nach oben, zieh sie über deinen Kopf und lass sie weit nach hinten wippen. Fühlst du das Ziehen in deinen Armen und Schultern? Und jetzt lass deine Arme wieder neben den Körper fallen und entspanne.

Okay, streck dich noch einmal. Strecke deine Arme nach oben, zieh sie über deinen Kopf und lass sie nach hinten wippen. Und nun lass sie wieder neben den Körper fallen. Merkst du wie sich deine Arme und Schultern immer mehr entspannen?

Nun geht es um das Anspannen der Schultern.

Stell dir vor, du wärst eine Schildkröte. Du liegst draußen im Sand an deinem Lieblingsteich in der wohligen warmen Sonne. Hier fühlst du dich richtig sicher. Aber plötzlich witterst du Gefahr! Zieh schnell deinen Kopf in deinen Panzer ein. Versuch deine Schultern weit hinaufzuziehen, bis hin zu deinen Ohren und schiebe deinen Kopf zwischen deine Schultern. Bleib einen Moment so und spüre die Anspannung in deinen Schultern und im Nacken.

Und endlich: Die Gefahr ist vorüber, du kannst deinen Kopf wieder aus deinem Panzer hervorstrecken und zurückkommen in die wärmende Sonne. Du kannst dich wieder entspannen und so richtig wohl fühlen.

Du kannst dich wieder entspannen und so richtig wohl fühlen.

Doch aufgepasst! Du spürt erneut die Gefahr herannahen. Schnell zieh deinen Kopf ein und bleib so. Beobachte die Anspannung in Hals und Nacken. Gut, die Gefahr ist vorüber und du kannst dich wieder entspannen. Fahre deinen Kopf wieder heraus und entspanne dich. Es wird keine Gefahr mehr geben. Du brauchst keine Angst mehr zu haben. Du fühlst dich gut.

Als nächstes solltest du deine Zähne zusammenbeißen. Stell dir jetzt vor, du hast einen riesigen Kaugummi in deinem Mund: Es ist wirklich sehr anstrengend, darauf zu kauen. Und jetzt entspanne. Du merkst, wie gut es tut, deinen Kiefer einfach herunterhängen zu lassen.

Okay, jetzt kau noch einmal auf diesem Kaugummi. Zerbeiß ihn zwischen deinen Zähnen. Und jetzt entspanne dich wieder. Du fühlst dich so gut, einfach nur zu entspannen und dich nicht mit diesem blöden Kaugummi herumärgern zu müssen.

Oh, da kommt so eine lästige Fliege herangeflogen und landet mitten auf deiner Nase. Versuch sie zu verscheuchen ohne deine Hände dabei zu benutzen. Runzle deine Nase. Mach ganz viele Runzeln in deine Nase. Endlich du hast die Fliege verscheucht. Du kannst die Nase wieder entspannen.

Ups, da kommt die Fliege schon wieder zurück und landet wieder genau auf deiner Nase. Verscheuch sie noch einmal, indem du deine Nase so stark wie möglich runzelst. Merkst du wie deine Backen, dein Mund, deine Augen und deine Stirn dir helfen, die Nase zu runzeln? Okay, du hast es wieder geschafft die lästige Fliege zu vertreiben. Du kannst dein Gesicht wieder entspannen. Lass dein Gesicht ganz glatt werden, es hat keine Runzeln mehr. Dein Gesicht fühlt sich jetzt ganz glatt, angenehm und entspannt an.

Als nächstes geht es um das Anspannen des Bauches. Stell dir vor, du liegst auf einer Wiese im Gras und von weitem kommt ein kleiner Elefant heran getrottet. Aber er scheint gar nicht darauf zu achten, wo er hinläuft. Gleich läuft er über deinen Bauch. Beweg dich nicht, du hast keine Zeit mehr, dich zu verdrücken. Bereite dich auf den unangemeldeten Besuch vor. Mach deinen Bauch ganz hart und fest. Spanne deine Bauchmuskeln ganz fest an. Oh es sieht so aus, als ob der Elefant eine andere Richtung einschlägt. Glück gehabt. Du kannst wieder entspannen und deinen Bauch ganz locker werden lassen. Lass deinen Bauch so entspannt wie möglich werden. Das fühlt sich so viel besser an.

Uhg, der kleine Dickhäuter kommt zurück. Fertigmachen! Spanne deine Bauchmuskeln ganz fest an. Wenn er über dich hinüberläuft und dein Bauch ist ganz hart und fest, kann er dir nicht wehtun. Mach deinen Bauch hart wie einen Stein. Der Elefant kommt näher, läuft über deinen Bauch und trottet davon. Du kannst dich jetzt wieder ganz entspannen. Du bist ganz sicher. Alles ist okay und du fühlst dich ganz ruhig und entspannt.

Nun sollst du deinen Bauch einziehen. Stell dir vor, Du willst dich durch einen engen Zaun quetschen. Du musst dich ganz dünn machen, wenn du es schaffen willst, dadurch zu kommen. Zieh deinen Bauch ein, ganz fest. Versuch so dünn zu werden, wie du kannst. Du willst durch diesen Zaun hindurch. Und du schlüpfst hindurch. Du hast es geschafft. Du kannst deinen Bauch nun entspannen. Du brauchst jetzt nicht mehr dünn zu sein. Entspann dich und fühle, wie dein Bauch weich und warm wird.

Aber irgendwie wird dir doch langweilig auf dieser Seite des Zaunes. Du willst wieder zurück auf die andere Seite. Zieh deinen Bauch wieder ganz fest ein. Mach ihn ganz dünn. Und jetzt quetschst du dich wieder durch diesen dünnen Zaun. Super, du hast es geschafft hindurch zu kommen. Du kannst dich jetzt entspannen und deinen Bauch dahin kommen lassen, wo er hingehört. Du hast es geschafft, du fühlst dich jetzt wirklich gut.

Als letztes spannst die Füße und Beine an. Stell dir vor, du steht barfuß in einem großen, wabbeligen Schlammloch. Wühl deine Zehen tief in den Schlamm. Versuche, deine Füße bis auf den Grund dieses Schlammloches zu drücken. Du wirst wahrscheinlich auch deine Beine als Unterstützung gebrauchen. Mach deine Beine ganz lang und spreiz deine Zehen. Du merkst wie der Schlamm sich langsam durch deine Zehen hindurchdrückt.

Nun steige aus dem Schlammloch hinaus und entspanne deine Beine und Füße. Lass deine Zehen ganz locker werden und spüre, wie schön sich das anfühlt. Es fühlt sich gut an, sich zu entspannen.

Doch zurück ins Schlammloch. Drück deine Zehen hinunter. Deine Beinmuskeln helfen den Zehen beim Herunterdrücken. Okay, komm wieder aus dem Schlammloch heraus. Entspanne deine Füße, entspanne deine Beine, entspanne deine Zehen. Es fühlt sich so gut an entspannt zu sein. Nirgendwo ist Anspannung. Du fühlst dich wohlig und warm.

Bleib so entspannt, wie du kannst. Lass deinen ganzen Körper ganz schlaff. Alle Muskeln deines Körpers sind ganz locker und du fühlst dich so richtig wohlig und entspannt. Genieße dieses Gefühl der Entspannung noch eine Weile

Ca. eine Minute später:

So jetzt werden wir die Entspannungsübung beenden. Spann deine Muskeln wieder ein wenig an und räkel und streck dich. Und jetzt öffne ganz, ganz langsam deine Augen. Sehr gut. Du hast das sehr gut gemacht. Wenn du so weiter übst wirst du ein Superentspanner werden.

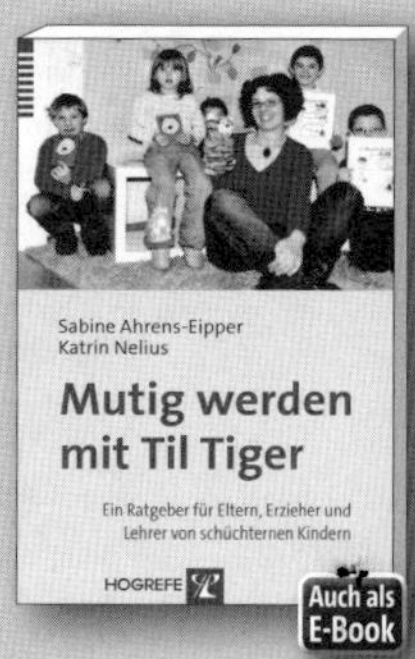

Sabine Ahrens-Eipper · Katrin Nelius

Mutig werden mit Til Tiger

Ein Ratgeber für Eltern, Erzieher und Lehrer von schüchternen Kindern

2009, 122 Seiten, Kleinformat,
€ 14,95 / CHF 21,90
ISBN 978-3-8017-2202-9

Der Ratgeber ist für Eltern und andere Bezugspersonen von Jungen und Mädchen im Alter zwischen vier und zehn Jahren konzipiert. Ziel des Ratgebers ist es, Informationen über Schüchternheit und soziale Ängste im Kindesalter zu vermitteln und Hilfen bei der Unterstützung und Förderung der betroffenen Kinder zu geben.

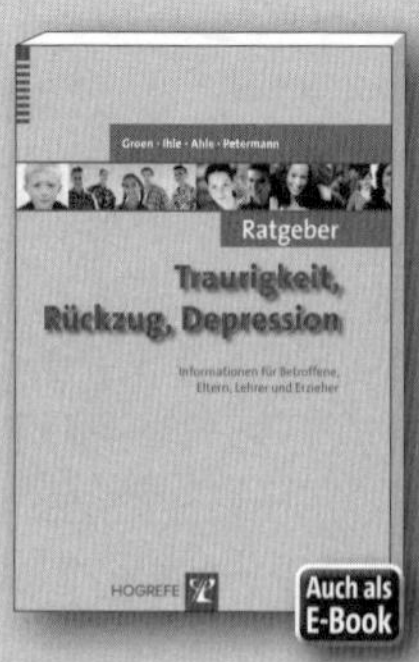

Gunter Groen · Wolfgang Ihle
Maria Elisabeth Ahle · Franz Petermann

Ratgeber Traurigkeit, Rückzug, Depression

Informationen für Betroffene, Eltern, Lehrer und Erzieher

(Reihe: »Ratgeber Kinder- und Jugendpsychotherapie«, Band 16).
2012, 61 Seiten, Kleinformat,
€ 8,95 / CHF 13,50
ISBN 978-3-8017-2382-8

Auch bei Kindern und Jugendlichen sind Symptome wie Traurigkeit, Niedergeschlagenheit und sozialer Rückzug weit verbreitet. Der Ratgeber zeigt auf, wie sich Depressionen im Kindes- und Jugendalter äußern und welche Behandlungs- und Unterstützungsmöglichkeiten es gibt.

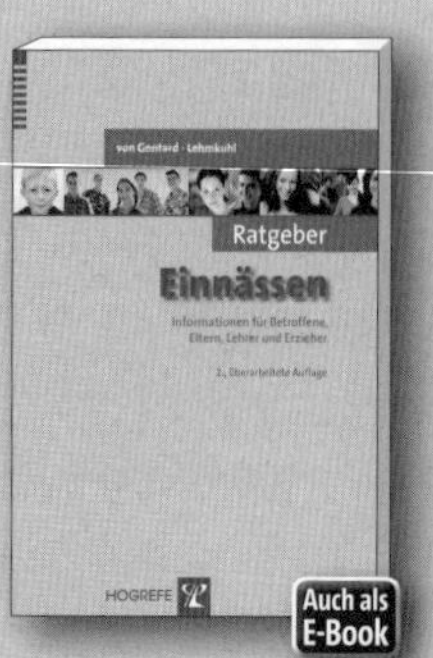

Alexander von Gontard · Gerd Lehmkuhl

Ratgeber Einnässen

Informationen für Betroffene, Eltern, Lehrer und Erzieher

(Reihe: »Ratgeber Kinder- und Jugendpsychotherapie«, Band 4).
2., überarbeitete Auflage 2012,
67 Seiten, Kleinformat,
€ 8,95 / CHF 13,50
ISBN 978-3-8017-2451-1

Der Ratgeber informiert über die verschiedenen Formen des Einnässens und zeigt vielfältige Behandlungsmöglichkeiten auf, die zur Trockenheit führen.

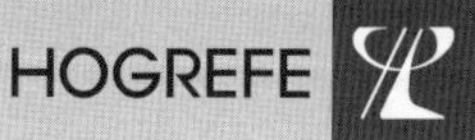